이기는 몸

몸을 알아야 몸을 살린다

이기는 몸

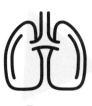

Lungs

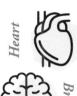

Heart

Brain

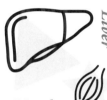

Liver

Muscle

Eyes

Cell

Bone

Nose

Ears

Cartilage

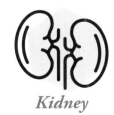

Kidney

이동환 지음

쌤앤
파커스

prologue

우리는 몸을 너무 모른다,
그래서 몸이 아프다

2020년 '코로나19 바이러스'가 전 세계를 강타했습니다. 지난 20년 사이 신종플루, 사스, 메르스 등 대형 감염병이 공포를 안겨주기도 했지만, 코로나19는 그 기세 측면에서 그때와 또 다른 충격을 주었죠. 그런 탓인지 일상적인 질병 예방에 대한 사람들의 관심이 나날이 커지고 있습니다. 앞으로도 이름을 바꾼 또 다른 바이러스가 얼마든지 계속될 것이기 때문입니다.

코로나19로 인한 사망자가 발생했던 즈음에 한 확진자가 화제에 올랐습니다. 분명 코로나19 바이러스 양성반응이 나왔는데, 피곤할 때 느끼는 미열 외에는 아무런 증상이 없었던 겁니다. 이른바 무증상 환자였지요. 검사도 증상이 있어 받은 게 아니라 다른 확진자와의 '접촉자 신분'으로서 받았던 것뿐이었습니다. 그리고 이 환자는 별다른 증상 없이 격리되었다가, 말 그대로 '유유히' 퇴원했습니다. 이 환자만이 아닐지 모릅니다. 우리는 알 수 없지만 코로나19 바이러스에 저항성을 갖고 이미 이겨낸 분들이 존재할 가능성이 충분합니다. 독감 바이러스도 마찬가지이지요. 이처럼 아무리 바이러스가 유행해도 유독 잘 걸리지 않는 사람들이 있습니다. 그 비결은 무엇일까요? 바로 우리가 잘 아는 '면역력' 덕분입니다.

면역력의 중요성은 현대의학과 한의학 모두 동의하는 부분입니다. 그러나 진단은 매우 다르죠. 우스갯소리로 이런 말이 있습니다. "현대의학은 100명의 환자를 두고 한 가지 진단을 내리고, 한의학은 1명의 환자를 두고 100가지 진단을 내린다." 이 말이 면역력에 대한 현대의학과 한의학의 차이를 잘 말해줍니다. (이 책에서 현대의학과 한의학을 비교하려는 것은 아닙니다.)

단순한 원인이 야기하는 질병이나 암처럼 구조적인 문제를 일으키는 질병의 경우엔 현대의학이 강점을 지니고 있습니다. 또한 이번에 문제가 되고 있는 코로나19와 같이 인류를 위협하는 수많은 질병 문제를 해결할 치료제 역시, 시간문제일 뿐 현대의학이 해결할 것입니다.

그러나 이러한 우수성에도 불구하고 여전히 현대의학은 인간의 노화, 퇴행성 질환, 면역계 질환, 스트레스 질환 등 복잡하고 다양한 원인을 가진 질병들은 규명하지 못하고, 또한 적절한 치료법을 제공하지 못하고 있습니다.

약도 마찬가지입니다. 어떤 사람에게는 맞는 약이 어떤 사람에게는 독이 되곤 합니다. 예를 들어, 숙면이 어려워 피로를 호소하는 환자라면 수면제를 처방합니다. 그러나 사람마다 고유한 생활 패턴이 있고, 다른 스트레스 상황에 노출되었을 수 있습니다. 스트레스를 먼저 해결해야 나을 수 있는 병을 수면제로 재우는 것은 또 다른 피로감을 가중시킬 뿐입니다.

면역력 이야기를 하다가 다른 곳으로 잠시 샜습니다만, 우리 몸은 나이와 함께 자연스럽게 퇴화하며 그 기능이 약화됩니다. 면역력도 마찬가지입니다. 그러나 문제는 '면역력 강화'라는 한 가지 표현으로 면역력을 키우는 것이 불가능하다는 것입니다. 질병이 복합적이고 중층적이고 네트워크화된 우리 몸의 구조 안에서 발생하기 때문입니다. 질병은 한곳만 악화되며 발병하지 않습니다. 한곳에 먼저 드러나는 것일 뿐입니다. 그리고 우리 몸의 네트워크가 제대로 작동하지 않을 때 질병이 나타나게 됩니다.

대표적인 예가 암입니다. 폐암이라고 하면 흡연을, 간암이라고 하면 B형간염을 가장 큰 원인으로 의심합니다. 그러나 그만큼 중요한 다른 원인도 존재합니다. 바로 장기간 쌓인 스트레스, 저하된 면역력 등입니다. 관절염도 마찬가지입니다. 관절에 물리적 충격만 준다고 염증이 발생하는 것은 아닙니다. 호르몬 불균형에 따른 문제일 수도 있습니다.

한마디로 면역력을 증가시킨다는 것은 우리 몸의 네트워크가 원활하게 작동할 수 있도록 돕는 것입니다. 이 책은 이렇게 시작합니다. 우리 몸의 네트워크가 제대로 작동하고 있는지 점검하고, 오작동 중이라면 그 신호는 어떻게 나타나는지 파악합니다. 그리고 평상시에 더욱 중요하게 관리해야 할 것이 무엇인지 고민을 풀어드리고자 하였습니다.

나이를 먹다 보면 이곳저곳 아픈 곳이 늘어납니다. 젊었을 때는 전혀 이상 없었는데 마흔 넘어 쉰이 되면 정말이지 안 아픈 곳이 어디 있을까 싶을 때가 많습니다. 혈당이니, 콜레스테롤이니 하는 수치도 정상 범주에서 벗어나기 시작하고, 몸은 늘 무겁고 피곤하지만 쉽게 잠을 이루지 못합니다. 그래서 좋다는 영양제도 쟁여두고 꾸준히 먹어봅니다. 가끔은 TV 프로그램을 믿고 영양제를 여러 번 바꿔서도 먹어봅니다. 하지만 문제는 마음만 잠시 편안해질 뿐 별로 나아지지는 않는다는 겁니다.

이유가 무엇일까요? 영양제의 효과가 없었을까요? 아니면 운동을 안 해서일까요? 잠을 제대로 자지 않아서일까요? 회사 일로, 자녀들 문제로 머리가 아파서였을까요? 답은 '모두 다'입니다.

그리고 또 있습니다. 우리가 우리 몸을 너무도 모른다는 사실입니다. 우리 신체가 가진 기능을 제대로 모르기 때문에 자신에게 필요한 것이 무엇인지 모르고, 몸이 보내는 구조 요청에도 아랑곳하지 않고 병을 키우는 것입니다. 앞에서 제가 잠깐 말씀드렸지만, 우리 몸은 수많은 장기와 뼈, 근육, 뇌 등등이 모여 네트워크를 이룹니다. 각기 다른 기능을 하고 있지만 결국 '건강한 몸'이라는 공동 목표를 위해 뛰지요. 질병은 어느 한곳이 아닌 상호관계가 정상적이지 못할 때 발생하는 것이라는 말씀도 드렸죠. 상황이 그런데도 그냥 어느 한곳만 치료하면 모든 치료가 끝난 것으로 오판하곤 합니다. 그러니 근본적인 치료가 아닌 대증적 요법에 그치는 것입니다. 장에 탈이 나면 우선 장을 봐야 하겠지만, 그것이 자주 일어날 때는 장만의 문제로 치부하고 넘기면 안 됩니다. 자칫 더 큰 병을 키우게 되기 때문입니다. 스트레스, 수면 장애 등도 마찬가지입니다. 이렇게 우리가 우리 몸을 모르다 보니 남들이 좋다는 영양제 한 알로 몸에 대한 면죄부를 얻었다고 자기만족적 태도를 보이는 겁니다.

음주는 나쁩니다. 흡연도 물론 나쁩니다. 그런데 이들보다 더 백해무익인 건 지독하게 심한 스트레스일 수 있습니다. 암은 신체적 문제로만 발생하지 않습니다. 제가 이 책에서 계속 먹어야 한다고 강조하는 오메가3지방산도 어떤 사람에게는 좋지 않을 수 있습니다. 그런 게 바로 우리 몸을 이해하는 데 수반되는 애매함이고 어려움입니다.

제가 이 책을 쓴 이유는 바로 이런 어려움을 풀어드리고자 하는 것이었습니다. 그리고 제 환자분들과 유튜브 구독자분들이 궁금해하시는, 우리 몸을 제대로 사용하는 방법을 제안하고 싶었습니다. 우리 몸에 대한 제대로 된 이해를 바탕으로 꼭 먹어야 하는 것들, 꼭 해야 하는 것들을 포함한 수많은 이야기를 나누고도 싶었습니다. 궁극적으로는 어쩌면 앞으로 50년 이상 더 써야 할 우리 몸을 최대한 아껴 쓰는 방법을 찾아보고자 했지요.

우리는 늘 궁금합니다. 왜 병에 걸리는 것인지, 어떤 운동이 나에게 맞는지, 어떤 약을 먹어야 하고 또 함께 먹지 말아야 약은 무엇인지, 어디까지가 스트레스인지, 또 그것을 제대로 풀어내는 방법이 있는지도 말입니다. 그야말로 오만가지입니다.

환자분들과 유튜브 구독자분들이 가끔 쉰이 훌쩍 넘은 제 나이를 알고 나서 동안의 비결, 젊고 건강하게 사는 비결을 묻곤 합니다. 제가 드릴 수 있는 답은 단 하나입니다. 제 몸에 관해 저는 제대로 이해하려고 노력하고 그 신호를 무시하지 않는다는 것입니다.

이동환

Part 1

바이러스를 이기는 몸 _____

01 우리 몸을 지키는 '방패'이자 '창'
면역계

우리는 수많은 미생물 속에 살고 있습니다. 책상, 키보드, 전철 손잡이, 하물며 지금 입고 있는 옷이나 머리카락에도 해로운 미생물이 덕지덕지 붙어 있습니다. 그리고 이런 미생물들, 즉 세균이나 바이러스 등이 몸속으로 들어오기도 합니다. 그렇다고 해서 우리가 매일, 혹은 모두가 병에 걸리는 건 아니죠. 바로, '면역' 덕분입니다.

한겨울에 다 같이 밖에서 돌아다녔는데 누구는 멀쩡하고 누구는 심한 감기에 걸리는 것도, 면역력 때문이죠. 그래서 우리는 흔히 '면역력이 약하다.' 같은 말을 잘 씁니다. '약하다, 강하다' 등으로 표현되는 이 면역은 장기, 조직, 세포, 체액들이 조직적으로 신체를 보호하기 위해 가동되는 생체 시스템입니다.

그렇다면 어떻게 해야 면역력, 즉 면역이 우리 몸에서 잘 작동할 수 있을까요? 또 어떤 경우에 이 면역력이 특별히 나빠지거나 약해지는 것일까요?

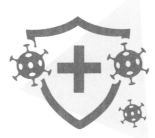

나와 남을 구분하는 능력, ——
면역 시스템 ——

면역력은 외부로부터 침입해 들어오는 수많은 종류의 병원균들을 이기기 위해 우리 몸이 갖추고 있는 군대 시스템이며, 동시에 우리 몸에서 생기는 암세포까지도 사멸시킬 수 있는 강력한 치안 시스템입니다. 외세를 무서워하지 않을 만큼 강력한 군대와 안전한 사회를 만드는 든든한 경찰이 있는 국가에 비유할 수 있습니다. 그렇기 때문에 우리가 건강하게 살아가기 위해 꼭 알아야 하고 지켜야 할 것이 바로 면역계입니다. 이제부터 면역이란 무엇이고, 면역계에 문제가 생겨서 발생하는 질환들을 어떻게 진정시킬 것인지 알아봅시다.

우리 몸의 면역 시스템이 가진 중요한 능력이 있습니다. 그것은 바로 '나(self)'와 '남(non-self)'을 구분해내는 것입니다. 여기서 남에 해당되는 것이 외부로부터 침입한 바이러스나 세균입니다.

—— 우리 몸을 지키는 '방패'이자 '창'

식별된 병원균들은 면역 시스템이 직접 죽이기도 하고, 또는 세균에 이미 감염된 세포를 같이 죽이기도 합니다.

그렇다면 외부 침입자를 죽이는 면역 시스템은 어떻게 이루어져 있을까요? 우리 몸에 군대를 양성하는 곳이 있다고 생각해봅시다. 군인들이 전투 지역으로 보내지기 전에 군대를 양성하는 곳이 두 군데 있습니다. 하나가 '골수'고 나머지 하나가 '흉선'입니다. 여기서 만들어진 군인들은 최전방부터 최후방까지 이동해서 자신이 맡은 지역을 지킵니다. 군인들이 배치되는 부분은 각종 '림프절', '비장(혈액을 걸러주는 필터. 오래된 적혈구를 제거하고, 혈액을 새로 만들어낼 수 있도록 함)', '편도선', 장에 존재하는 '면역기관' 등이 있습니다. 군대를 양성하는 골수와 흉선을 우리는 '주면역장기(primary lymphoid organ)'라고 부르고, 최전방부터 최후방까지 흩어져 있는 군대를 '보조면역장기(secondary lymphoid organ)'라고 부릅니다.

우리 몸의 군대가 싸우는 방법은 크게 두 가지가 있습니다. 첫째는 외부로부터 들어온 병원균에 즉각적으로 반응해 싸우는 군대 시스템입니다. 둘째는 외부의 병원균이 가지고 있는 특별한 항원을 기억해놓고, 그 병원균에만 이길 수 있는 항체를 만들어서 공격하는 군대 시스템입니다. 첫 번째 군대 시스템을 선천면역(innate immunity)이라고 부르고, 두 번째 군대 시스템은 후천면역(acquired immunity)이라고 부릅니다.

선천면역은 그냥 간단하게 나와 남을 구분해서 공격합니다. 반면 후천면역은 그보다 더 정밀하게 특정 병원균에만 해당하는 특별한 항원을 인식하고 그 병원균만 공격하는 항체를 만들어놓아서, 그 병원균만 저격하는 특별한 군대 조직입니다. 이것이 바로 우리의 건강을 지켜주는 '예방접종'의 원리입니다. 미리 항원을 주사로 넣어주면 몸에서 그 항원을 인식하여 군대를 양성하죠. 그렇게 양성된 군대가 바로 항체입니다. 항체가 형성되면 같은 항원이 들어왔을 때 싸워서 이길 힘이 생깁니다.

면역력이 약하다는 것은 바로 이 군대, 즉 면역세포들을 제대로 만들어내는 기능이 약한 것입니다. 그래서 외부 병원균들과 효과적으로 싸우지 못하고 가벼운 감염도 무서운 합병증으로 발전하게 됩니다. 예를 들면 감기로 가볍게 지나가야 할 질병이 폐렴으로 발전하는 것입니다. 그러므로 면역력이 약화된 상태에서는 대수롭지 않은 감염 질환이 치명적일 수도 있음을 명심하고 늘 면역력 관리에 힘써야 합니다.

그럼, 면역이 약해지는 이유는 무엇일까요? 일단 선천적으로 면역계에 질병을 가지고 있는 경우가 있습니다. 또 후천적으로 '후천성면역결핍증(AIDS)'을 얻기도 합니다. 하지만 일반적으로는 이런 질병에 의해서가 아니라, 여러 가지 영양소 결핍에 의해 면역력이 약화되는 경우가 많습니다. 또 스테로이드(steroid)와 같은 약물 남용도 면역력 약화의 요인입니다. 심리적 스트레스도 한몫합니다. 그뿐만 아니라 잠을 제대로 못 자거나, 운동 부족으로 인해 신진대사가 활발하지 못할 때도 면역계가 약해집니다. 한마디로 면역력이 좋아지려면, 잘 먹고, 잘 자고, 적절히 운동하면서, 마음이 평안해야 된다는 뻔한 결론이 나옵니다. 뻔하고 쉬운 것 같지만 참 어려운 일입니다.

면역력 강화에 있어서 챙겨야 할 영양분은 단백질입니다. 단백질은 여러 가지 면역세포들의 원료가 되기 때문입니다. 물론 단백질 보충만 충분히 한다고 면역력이 저절로 좋아지는 것은 아닙니다. 신진대사가 활발하게 돌아갈 수 있는 충분한 비타민과 미네랄, 몸속의 활성산소 같은 독소들을 억제할 수 있는 항산화물질도 중요합니다. 이렇게 영양소의 균형이 잘 맞은 상태에서 마음의 안식과 충분한 휴식이 함께 되어야만 정상적인 면역력을 유지할 수 있습니다.

우리 몸의 최대 면역기관,
장

장에는 우리 몸의 면역력을 좌우하는 면역세포의 60% 이상이 존재합니다. 면역세포 기능이 활발한 사람은 면역력이 좋아 각종 세균, 바이러스를 효과적으로 물리칠 수 있습니다. 장은 소화기관이면서 동시에 우리 몸을 독소로부터 막는 첫 번째 관문이자, '가장 큰 면역기관'입니다. 장내에는 100조 개의 유익균과 유해균이 끊임없이 싸우면서 균형을 이룹니다.

어떤 사람은 유익균이, 어떤 사람은 유해균이 많습니다. 장내 세균은 출산 과정에서 어머니로부터 자녀에게 전달되고 식습관, 환경, 약물, 스트레스 등에 의해 일생 동안 변화 과정을 겪습니다. 이를 통해 개인의 고유한 장내 세균총(서로 평형을 유지하며 공존하는 미생물 집단)이 완성됩니다. 같은 음식을 먹더라도 사람마다 건강 상태가 다른 것이 바로 이 때문입니다.

장 속 유익균과 유해균은 8:2 정도가 가장 이상적인 비율입니다. 하지만 현대인의 식단에는 발효식품과 유익한 세균을 활성화하는 채소가 부족하고, 기름진 음식과 가공식품이 많죠. 그래서 쉽게 장내 세균 균형이 깨집니다. 그러면 몸에 이로운 유익균 군집이 붕괴되고 해로운 균의 세력이 강해지면서 각종 질병이 발

―――― 우리 몸을 지키는 '방패'이자 '창'

생합니다. 직접적인 장 질환뿐만 아니라 비만, 고혈압, 당뇨병, 동맥경화 등의 만성 질환이 발생하고 심지어 치매나 우울증까지도 발생합니다. 채소와 함께 유산균이 다량 함유된 김치, 된장 등 발효식품을 많이 섭취해 유익균의 비율을 높이는 것이 중요합니다. 특히 항생제 장기 복용자의 경우에는 꾸준하게 발효식품을 섭취해 장내 세균을 정상화하는 과정이 필요합니다.

요즘 프로바이오틱스(probiotics)라는 유산균을 많이들 드실 겁니다. 드럭스토어, 홈쇼핑 등으로도 판매하여 접근성이 좋고, 무엇보다 많은 사람들이 '유산균, 유산균' 하니, 왠지 필수적으로 먹어야 할 영양제 같기도 해서 드시고 있겠죠. 화장실에 잘 못 간다든가, 변비로 힘들어하는 사람을 보면 대부분이 "유산균 좀 챙겨 먹어라."라고 이야기하곤 하니까요.

실제로 프로바이오틱스는 2019년 국내 건강기능식품 시장에서 가장 두각을 나타낸 영양제입니다. 한국건강기능식품협회에 따르면 프로바이오틱스 시장 규모는 6,444억 원으로, 2년 새 38.4%가 훌쩍 뛰었습니다. 식약처가 인정한 프로바이오틱스는 우리 몸에 유익한 유산균 증식, 유해균 억제, 배변활동을 원활하게 하는 것이 사실입니다. 우리가 흔히 '유산균'이라고 알고 있는 종류가 거의 프로바이오틱스에 속합니다.

하지만 균 자체가 아무리 좋아도, 식도와 위를 거쳐 장까지 살아서 도달하지 않는다면 아무 소용이 없습니다. 강력한 위산이 균을 대부분 증발시키고, 정작 장에는 필요한 만큼의 유익균이 도달하지 않습니다. 그렇기 때문에, 관건은 프로바이오틱스의 장내 생존율을 높이는 것이죠. 시중에 나온 제품 중 장내 생존율과 관련된 부분을 확인해보고 구매하는 것이 좋습니다. 이와 더불어 프리바이오틱스(prebiotics)를 함께 섭취하면 효과는 배가 됩니다. 프리바이오틱스란 프로바이오틱스의 활동을 위한 식량이 되는 물질입니다.

N K 세 포 와
암 세 포

우리나라 사망 원인의 1위는 바로 '암'입니다. 누구에게나 암은 공포스러운 존재입니다. 따라서 꾸준히 암 치료에 대한 연구가 계속되고 있습니다. 그런데 우리의 면역세포들 중에서 암세포를 직접적으로 억제하는 면역세포가 있습니다. 바로 'NK세포(자연살해세포)'입니다. 바이러스에 감염된 세포나 암세포를 직접 공격해 없애는 것이 NK세포의 역할입니다.

NK세포 표면에는 여러 가지 수용체가 있습니다. 수용체 덕분에 암세포와 정상세포를 정확하게 구분해내고, 암세포를 발견하면 즉시 제거할 수 있습니다. 사실 우리 몸속에서는 하루에도 수천 개의 암세포가 발생합니다. 그러나 정상적인 면역력을 가진 사람은 NK세포 덕분에 암에 걸리지 않습니다. 그뿐만 아니라 NK세포는 여러 염증과 면역반응을 조절하고, 암세포뿐 아니라 감염세포를 제거하는 데도 큰 역할을 합니다.

NK세포가 줄어들거나 또는 기능이 제대로 작동되지 않을 때 문제가 발생합니다. 실제로 암 환자들, 그중에서도 특히 유방암, 전립선암, 대장암 환자들의 NK세포 활성도는 일반인에 비해 매우 낮습니다. 활성도가 낮게 측정된다는 것은 이미 암세포가 생겨 NK세포 활성을 저하시키는 물질이 분비되고 있거나, 면역력이 떨어져 NK세포 활성이 낮아지고 체내 암세포가 자라날 확률이 높아진 것을 뜻합니다. 즉, NK세포가 부족해지면 암이 더 잘 생기지요.

최근 NK세포 활성도를 검사할 수 있는 방법들이 다수 개발되었고, 여러 병원에서 해당 검사를 시행하고 있습니다. 혈액 1ml만으로 NK세포 활성도를 측정할 수도 있지요.

'NK세포 활성도검사'는 유방암, 위암, 전립선암, 췌장암 환자의 세포 면역 활성도를 측정하는 데 유용합니다. 이것은 암을 확진하기 위한 검사라기보다는 NK세포의 활동성을 통해 항암 면역력을 살펴보기 위한 검사입니다. 암세포를 방어할 수 있는 몸인지 아닌지 체크해보는 것입니다. 실제로 암 수술 후 재발 위험성에 안심하지 못하는 환자들이 면역력 관리를 위해 NK세포 활성도검사를 하고 있습니다.

그렇다면 어떻게 NK세포를 잘 활성화할 수 있을까요? 어떤 음식을 먹어야 NK세포가 더 좋아질까요? 사실 한 가지 음식을 열심히 먹는다고 NK세포 활성도가 좋아지는 것은 아닙니다. 면역력이 좋아지는 모든 활동이 결국 NK세포뿐 아니라 몸의 전체적인 면역력을 증진해줍니다. 균형 잡힌 식사를 통해 적절한 영양소를 충분히 공급하고 운동을 꾸준히 하는 것, 스트레스를 잘 관리해 심리 상태를 건강하게 유지하는 것, 숙면을 취해 몸의 피로를 잘 풀어주는 것 등이죠. 수시로 복식호흡을 하면서 교감신경이 흥분되지 않도록 안정화시켜주는 것도 매우 중요합니다. 특히, 웃음은 NK세포를 활성화시키는 좋은 방법이므로 억지로라도 자꾸 큰소리로 웃는 노력을 해봅시다.

면역계의 오류가
일으키는 일들

우리 몸에 감기를 일으키는 바이러스가 들어오면, 몸의 면역계가 작동하면서 여러 가지 면역세포들이 바이러스와 전쟁을 치릅니다. 전쟁에는 전사자가 발생하기 마련이죠. 즉, 바이러스도 죽지만 세포들도 함께 죽습니다. 이때 미열을 느끼기도 하고 근육통과 같은 몸살기와 목구멍 통증을 느끼기도 하는데요. 이는 전쟁이 치러지고 있다는 증거입니다. 전쟁이 며칠 이상 지속되면, 결국 우리 몸의 면역계 승리로 끝납니다. 그러면 몸 상태는 다시 정상으로 돌아오고, 면역계는 휴식에 들어갑니다.

이러한 과정이 순조롭게 이루어지는 상태, 즉 면역력이 좋은 상태는 어떤 것을 말하는 것일까요? 앞서 언급했던 '나'와 '남'을 구별하는 능력 외에 한 가지가 더 필요합니다. 바로 '여러 면역세포들이 서로 조화를 이루면서 잘 조절되는 것'입니다. 쉽게 말해 면역세포가 많기만 해서 좋은 것도 아니고 세기만 해서 좋은 것도 아닙니다. 그러니까 면역력이 좋다는 말은 병원균과 잘 맞서 싸우는 것만을 의미하지는 않는 겁니다. 대신 다음의 두 가지 조건을 필요로 합니다.

- 첫째, 나와 남을 잘 구별해낸다.
- 둘째, 여러 가지 면역세포들이 서로 조화를 이루면서 작용한다.

이 두 가지 조건 중 단 한 가지에서라도 작은 오류가 발생하면 아주 괴로운 면역 질환이 발생합니다. 먼저 첫 번째 조건에 오류가 발생하면 나타나는 질병이 바로 '자가면역 질환'입니다. 면역계에는 우리 몸이 가지고 있는 수많은 성분에 대한 데이터베이스가 있습니다. 그러다가 외부에서 들어오는 새로운 성분이 인식되면 그 성분이 데이터베이스에 있는지 스캔하고, 우리 몸에 없는 새로운 물질이라고 판단되면 바로 군대가 출동합니다.

만약 이 과정에 오류가 생겨 우리 몸의 성분인데도 밖에서 침입한 물질로 인식한다면 어떤 일이 벌어질까요? 그렇습니다. 면역세포는 잘못 인식된 우리 몸의 특정 부위를 공격하여 염증반응을 일으킵니다. 이것이 자가면역 질환입니다. 자가면역 질환 중 대표적인 경우가 류마티스 관절염입니다. 이외에도 그레이브스병, 하시모토 갑상선염, 전신 홍반성 낭창, 악성빈혈 등이 있습니다.

두 번째 조건에서 오류가 생긴다면 어떤 현상이 벌어질까요? 면역세포들은 함께 기능하기도 하고 서로 조절해주기도 하는데,

그 과정에서 오류가 생기면 천식, 비염, 피부염과 같은 알레르기성 질환이 나타납니다. 외부로부터 들어온 항원에 대해 적당한 면역반응이 일어날 수 있지만, 큰 문제가 없는 항원이라면 면역반응이 멈추어줘야 합니다. 그러나 이러한 조절이 잘 안 되기 시작하면 과도한 염증반응이 생기면서 알레르기성 질환이 발생하여 우리를 괴롭히는 것입니다.

자가면역 질환, 밀가루가 악화시킨다

면역 시스템에 나와 남을 구분하지 못하는 오류가 생기는 이유는 무엇일까요? 이건 나만의 잘못은 아닙니다. 우리를 둘러싸고 있는 환경과 사회적 변화 또 여러 가지 여건들로 인한 것이죠. 대표적인 변화가 바로 식습관의 변화입니다. 과거의 사람들이 먹던 음식과 현대사회의 음식은 많이 다릅니다. 음식의 변화는 우리 몸의 면역계를 혼란스럽게 만들었습니다. 과거 우리 조상들은 주로 수렵과 채집을 통해서 육류와 견과류, 씨앗과 과일을 먹으면서 살아왔습니다. 음식의 종류가 매우 한정됐기 때문에 알레르기 반응을 만들어낼 만한 기회가 적었습니다.

그러나 현대사회에는 엄청나게 많은 종류의 가공식품이 있습니다. 이들 중에는 우리 몸에서 외부의 항원으로 인식할 만한 단백질들이 많습니다. 물론 이러한 단백질을 먹는다고 무조건 그 단백질에 대한 항체를 만들어내는 것은 아닙니다. 왜냐하면 단백질은 장에서 아미노산으로 분해되어 흡수되기 때문이죠. 아미노산으로 잘게 쪼개어진 상태가 되면 몸에서는 항원으로 인식하지 않습니다.

그런데 문제는 장의 소화 기능 문제나 장 점막의 손상으로 인해 완전히 분해되지 않은 단백질이 흡수된다는 것입니다. 그러면 우리 몸에서는 완전히 분해되지 않는 단백질을 외부의 항원으로 인식하고 면역계가 작동하기 시작합니다. 작동한 면역계는 항체를 만들어 공격하는데, 이 항체들이 우리 몸의 다른 조직들을 실수로 공격하게 됩니다. 우리 몸 여러 조직의 분자 구조가 외부에서 들어온 단백질 구조와 비슷하기 때문입니다. 이렇게 공격해야 할 대상을 잘못 인식하면서 결국 자가면역 질환이 생깁니다.

자가면역 질환이 생길 수 있는 대표적인 물질이 바로 밀가루 속에 들어 있는 글루텐(gluten)입니다. 글루텐을 분해하는 소화효소에 문제가 있거나, 장의 점막의 손상으로 장누수증후군(Leaky-Gut Syndrome)이 생긴 사람은 밀가루의 글루텐으로 자가면역 질환이 생기거나 악화될 수 있습니다. 물론 장의 건강 상태가 아주 좋다면 문제가 없습니다. 장 속의 세균들이 서로 균형을 이루면서, 건강한 생태계를 유지하고 있고, 또 장 점막이 건강해서 완전히 분해되지 않는 단백질과 여러 가지 음식이 가지고 있는 독소들을 잘 막아주고 배출시킨다면 말입니다.

그런데 문제는 가공식품 같은 음식을 많이 먹을수록 장의 건강 상태는 나빠진다는 것입니다. 섬유질이 풍부한 채소를 많이 먹고, 비타민D, 비타민A, 셀레늄과 아연이 풍부한 음식들을 먹으면서, 건강하게 사육된 동물의 신선한 지방을 먹는 것으로 우리의 장 건강을 잘 지킬 수 있지만, 오늘날 음식들은 그렇지 못합니다. 결국 많은 가공식품과 건강하지 못한 음식으로 현대인의 장 상태는 점차 나빠지고 결국 자가면역 질환이 늘어나는 것입니다.

우리가 늘 느끼고 있는 만성 스트레스도 염증, 자가면역 질환과 관련이 있습니다. 심리적·육체적 스트레스는 우리를 긴장시키고 부신이라는 내분비 기관에서 코르티솔(cortisol)과 아드레날린(adrenaline)을 분비하게 만듭니다. 이런 상태가 지속되면 만성적으로 부신이 지칩니다. 이로 인해 우리 몸의 염증반응이 더 심해지기 쉽고 자가면역 질환이 더 악화됩니다. 그러므로 부신을 잘 보호하고 관리하기 위해 심신 안정이 매우 중요합니다.

자가면역 질환이 현대인들에게 많은 이유 중 또 하나는 우리가 늘 환경독소와 접촉하고 있기 때문입니다. 우리는 수은을 비롯한 중금속 등 원래는 자연에 없었으나 인간이 편리함을 위해서 만들어낸 수많은 환경독소들을 매일 만나고 접촉하면서 살아가고 있습니다. 이러한 독소들은 우리의 조직에 직접적인 손상을 가하여 조직의 구조를 바꾸면서 면역계에서 외부 항원으로 인식하게끔 만듭니다. 결국 항체가 만들어지고 염증반응과 자가면역 질환의 원인이 되고 맙니다.

혈당지수가 높으면 염증반응도 올라간다

면역계를 자극해 염증반응을 만들기 쉬운 음식들이 있습니다. 대표적인 것이 앞서 말한 밀가루의 글루텐입니다. 물론 장이 건강하고 면역계에 전혀 이상이 없다면 굳이 밀가루를 피할 필요는 없습니다. 그러나 스스로 생각하기에 면역계에 문제가 있어서 염증이 잘 생기고, 장 기능이 나쁘다고 판단된다면 반드시 밀가루를 피하길 권합니다.

자가 테스트를 해볼 수도 있습니다. 먼저 글루텐이 들어 있는 밀가루나 보리, 귀리 같은 음식을 약 한 달간 끊어보세요. 그 상태에서 자신의 몸 상태를 스스로 체크해봅시다. 그 후 다시 글루텐이 포함된 음식을 먹어봅니다. 몸의 상태가 변화됨이 있는지 체크해보면서 분명한 차이가 느껴진다면 그 음식은 나에게 맞지 않는 것이라고 생각해야 합니다.

글루텐 못지않게 면역계를 자극해서 염증을 일으키기 쉬운 단백질이 우유 속에 들어 있는 카제인(Casein)입니다. 물론 카제인을 먹어도 아무 문제 없는 사람들이 훨씬 많습니다. 그러나 만일 만성적인 염증반응이 있다면 스스로 테스트해볼 필요가 있습니다. 약 한 달간 유제품을 끊어보는 것이죠. 그리고 다시 먹었을 때 상태를 확인해보면 내 면역 상태를 알 수 있습니다.

그다음으로 꼭 피해야 할 음식은 설탕입니다. 과다한 정제설탕 섭취는 염증 증가와 관련 있다고 알려져 있습니다. 물론 설탕처럼 혈당지수가 높은 음식을 많이 먹는 사람들이 자가면역 질환과 관련이 있다는 정확한 연구 결과는 아직 없습니다. 그러나 면역 기능과 염증반응에 영향을 준다는 연구는 많습니다. 특히 설탕 같은 음식들은 장운동에 영향을 주면서 장내 세균총의 불균형을 만들어냅니다. 그로 인해 유익균보다는 유해균이 많아져, 장내 독소 증가와 함께 장 점막 손상을 야기합니다. 결과적으로 설탕, 밀가루를 포함한 혈당지수가 높은 음식들은 단지 대사증후군의 문제뿐 아니라 장의 건강과 염증반응을 줄이고 면역계를 건강하게 유지하기 위해서라도 꼭 피해야 합니다.

최근에는 최종당화산물들(AGEs: Advanced Glycation End Products)이 큰 주목을 받고 있습니다. 바로 '당독소'입니다. 이는 당분이 단백질 또는 지방 성분과 결합되면서 변형된 물질입니다. 문제는 최종당화산물이 우리에게 너무 많은 질병을 일으킬 수 있는 원인물질이라는 점입니다. 이 물질은 만성 염증을 유발하면서 혈관을 망가뜨립니다. 또 뇌에 많이 쌓이면 치매의 원인이 되기도 합니다. 췌장과 신장에도 문제를 일으켜서 당뇨나 신장병을 만들기도 합니다. 당뇨병을 앓고 있는 환자들은 때때로 혈액검사를 통해 당화혈색소를 측정합니다. 이 당화혈색소가 최종당화산물의 일종입니다. 과도한 당분이 혈색소와 만나서 변형된 상태인 것입니다. 당화혈색소 수치가 높을수록 당뇨 조절이 잘 안 되는 것이고, 당뇨로 인한 합병증도 증가할 가능성이 높습니다. 그러므로 최종당화산물을 줄이는 것은 건강한 삶을 위해서 아주 중요합니다.

그러기 위해서 앞에서도 강조했지만, 설탕, 정제된 탄수화물 등 당분이 많은 음식을 줄여야 합니다. 요리하는 방법에 따라서도 최종당화산물의 생성 정도가 달라집니다. 최종당화산물은 120℃ 이상의 높은 온도에서 요리할 때 당분과 단백질이 만나서 발생됩니다. 굽거나 튀기는 과정을 거치는 음식들이 모두 해당됩니다. 사실 우리가 먹을 수 있는 거의 모든 음식이 그렇습니다.

—— 우리 몸을 지키는 '방패'이자 '창'

감자칩, 군고구마, 프라이드 치킨, 구운 고기 등입니다. 그래서 이 독성물질을 줄이려면 물에 삶거나 쪄야 합니다. 이렇게 조리법을 조금 바꾸는 것으로 최종당화산물을 많이 줄일 수 있습니다.

지방을 많이 먹는 것도 생각해봐야 할 문제입니다. 사실 모든 지방이 나쁜 것은 아닙니다. 지방 중에서도 염증을 낮추어주는 특별한 지방이 있습니다. 불포화지방산에 속하는 오메가3지방산입니다. 오메가3지방산(omega-3 fatty acid)은 우리 몸속의 염증조절물질들을 관리합니다. 그래서 염증을 일으키는 물질들을 억제하고 염증을 낮추어주는 물질들을 활성화시키는 방법으로 우리 몸속의 염증을 줄여주는 것입니다.

문제는 포화지방산입니다. 물론 포화지방산이 모두 나쁜 것은 아닙니다. 포화지방산은 주로 동물성 기름에 많고 상온에서 고체의 형태로 존재합니다. 버터가 대표적입니다. 버터가 몸에 좋은 기름인지 나쁜 기름인지를 버터 자체만 두고 구분하기 어렵습니다. 버터의 원료인 우유를 얻기 위해 소를 어떻게 길렀는지가 매우 중요하기 때문입니다. 옥수수와 같은 곡물사료를 먹이면서 키워낸 소의 기름이 좋을 리가 없죠. 원래 소는 곡물이 아닌 풀을 뜯어먹고 살아왔기 때문입니다. 그러니 고전의 방식대로 곡물이 아닌 목초를 뜯어먹으면서 자란 소의 기름으로 만든 버터는 훨씬 더 건강한 버터라고 할 수 있습니다.

오메가3지방산 다음으로 중요한 영양소는 '비타민D'입니다. 자가면역 질환인 루푸스 환자들은 겨울철에 증상이 더 악화됩니다. 햇빛 노출이 적은 고위도에 사는 사람들에게서 다발성경화증과 같은 면역계 질환이 더 잘 생기기도 하고요. 류마티스 관절염도 비타민D가 부족한 사람들에게 더 많습니다. 이러한 결과들을 종합해볼 때 비타민D 결핍은 확실히 자가면역 질환의 발병과 관련이 있어 보입니다.

흔히 비타민D는 햇빛을 통해 공급된다고 알려져 있다 보니, 햇빛을 잘 쬐기만 해도 비타민D를 충분히 공급받을 수 있다고 믿습니다. 그런데 이는 온종일 햇빛만 쬘 수 없는 한국인에게는 있으나 마나 한 정보입니다. 지금까지 많은 환자들의 비타민D 수치를 검사해볼 기회가 있었는데, 대부분의 사람에게서 비타민D 수치가 낮았습니다. 통계적으로 비타민D가 부족한 사람이 약 90% 정도라는 국내 결과가 있지만, 실제로 임상에서 환자들을 검사하며 느끼는 체감 수준은 거의 100%에 가깝습니다.

비타민D 수치는 혈액검사로도 간단히 확인할 수 있습니다. 그결과 수치가 30~100nm/L 사이면 정상이라고 볼 수 있습니다. 안타깝게도 한국인들은 대체로 30nm/L을 넘지 않습니다. 실제 햇빛으로 필요한 비타민D 양을 만들기 위해서는 햇빛이 좋은 날팔과 다리를 노출한 상태에서 적어도 15~20분 정도 있어야 합니다. 그것도 거의 매일 쬐어야 하죠. 또 자외선차단제를 바르면 비타민D 생성은 현저히 줄어듭니다. 사계절을 가지고 있는 우리나라의 상황에서 햇빛만으로 비타민D를 충분히 보충하기란 사실상 불가능한 일입니다.

따라서 가급적이면 비타민D 보충제를 하루에 약 1000~2000iu 정도 꾸준히 복용하는 것이 좋습니다. 만약 자가면역 질환을 가지고 있다면 혈액검사를 통해 비타민D 수치를 확인하고 적극적인 고용량 치료에 나서야 합니다. 고용량 치료는 약 4000iu 정도를 말하는데, 검사를 통해 수치가 50nm/L 이상 올라간다면, 용량을 1000~2000iu로 낮추어 섭취하면 됩니다.

면역세포의 균형을 돕는 세 가지 성분

면역계가 제대로 작동하도록 도와주는 대표적 미네랄이 두 가지 있습니다. 셀레늄(selenium)과 아연(zinc)입니다. 셀레늄은 갑상선 기능을 향상하는 데 꼭 필요한 미네랄입니다. 또 강력한 항산화 효소인 글루타치온(glutathione)이 제대로 일할 수 있도록 도와줍니다. 셀레늄이 부족해지면, 갑상선호르몬의 기능이 약해집니다.

또한 활성산소에 의한 세포 손상이 나타나지요. 그로 인해 우리 몸의 면역계에서는 손상된 세포를 비정상적인 외부 항원으로 인식하기 쉬워집니다. 실제 갑상선 자가면역 질환 중 하나인 하시모토병 환자에게 하루 200mcg의 셀레늄을 공급하자 자가면역 항체 중 하나가 감소되었다는 연구도 있습니다.

아연 또한 면역계의 정상적인 발달과 면역세포들의 균형을 유지하는 데 필요한 미네랄로 알려져 있습니다. 코네티컷대 연구팀이 다발성경화증을 앓고 있는 쥐들을 대상으로 아연을 공급한 결과 증상이 완화됐음을 발견한 것도 이를 뒷받침합니다. 미국 뉴욕마운트사나이의과대학 수잔 블룸(Susan Blum) 교수는 자가면역 질환의 예방과 치료에 아연의 중요성을 강조하기도 했습니다.

여기에 더해 마지막으로 카테킨(catechin)이라는 성분을 주목할 필요가 있습니다. 녹차의 폴리페놀(polyphenol) 성분으로 알려져 있는 카테킨 중에서 EGCG(epigallocatechin gallate)는 면역계가 똑똑하게 활동할 수 있도록 조절하는 세포를 늘려줍니다. 그뿐 아니라 신경퇴행성 질환, 암, 심혈관계 질환의 예방과 치료에 도움을 주고 있으며, 체중 감소에도 효과적인 물질이라고 알려져 있어 섭취할 가치가 충분합니다.

우리 몸의 면역계는 무조건 강하다고 좋은 것은 아닙니다. 면역력이 약해지면 외부의 세균들에게 공격당했을 때 대처할 수 없기 때문에 문제가 생기지만, 또 너무 강하게 반응하면 과도한 면역반응으로 일어나는 알레르기 증상과 항원 인식 오류에 의한 자가면역 질환이 일어납니다. 한마디로 강하면서도 똑똑한 면역계가 필요합니다.

건강한 면역계를 잘 유지하기 위해 우리 삶의 변화도 요구됩니다. 나쁜 음식을 피하는 것뿐 아니라 좋은 음식을 잘 챙겨 먹고 꼭 필요한 영양소들을 보충해야 합니다. 일상생활 속에서도 독소와 환경호르몬을 가능한 한 줄이면서 잘 관리해나가야 합니다. 그리고 장에서 살아가는 수백조 개의 세균들과도 좋은 관계를 가져야 합니다. 좋은 세균들이 많이 살아갈 수 있는 환경을 만들어 줘야 하죠. 그러기 위해서는 몸과 마음의 안정을 통한 스트레스 관리도 빠질 수 없습니다.

입술 물집, 몸이 보내는 위험 신호 ──────

신경을 곤두세우는 일이 있거나, 스트레스를 여러 날 심하게 받고 나면 입술에 물집이 잡히고 입안에 염증이 생기는 경우가 종종 있습니다. 물집이나 염증은 면역력이 떨어졌다는 몸의 신호인데, 그렇다면 정신적 고통만으로도 면역력이 영향을 받는다는 걸까요? 결론부터 말하면 그렇습니다. 영양소가 부족하거나 수면이 부족해 신체적으로 피로해도 면역력이 떨어지지만, 오로지 스트레스를 받는 것만으로도 면역력이 떨어질 수 있습니다. 그리고 그것은 신체적 증상으로 나타납니다. 면역력이라는 것은 우리 몸의 모든 곳과 연결되어 있기 때문입니다.

신경정신적인 요인과 면역력이 연결되어 있다는 사실은 이미 밝혀진 지 오래입니다. 1970년대, 로체스터대 로버트 에이더(Robert Ader) 교수의 실험을 봅시다. 쥐에게 사카린을 탄 물을 주고 이 물을 먹이는 동시에 면역력을 떨어뜨리는 독성 주사를 투여했습니다. 투여하고 나면 며칠 동안 면역력이 떨어진 쥐는 시름시름 아팠지만 시간이 지나면서 곧 회복되었습니다. 또다시 사카린과 주사를 동시에 주면 쥐는 아프다가 다시 회복했습니다. 이를 몇 번 반복한 후 나중에는 독성 주사를 주지 않고 사카린 물만 주었습니다. 어떻게 되었을까요? 사카린만 먹었는데도 면역력이 점점 떨어지더니 쥐는 죽었습니다.

이와 함께 떠오르는 이야기가 있으실 겁니다. 네, 맞습니다. 바로 파블로프 개의 실험, 즉 조건반사입니다. 면역력도 조건반사가 생긴다는 사실이 이 실험을 통해 밝혀진 것입니다. 우리의 면역력은 신경조직과 비슷하게, 조건이 걸리면서 면역력이 떨어지는 경우가 많습니다. 이 때문에 정신적으로 스트레스를 받으면 신경이 예민해지며, 신경과 연결된 면역력도 함께 약해집니다. 이와 관련된 것이 '정신신경면역학'입니다. 이미 수십 년 전부터 연구가 되고 있지요.

이처럼 스트레스는 신경에 바로 영향을 미쳐서 몸의 면역력을 떨어뜨립니다. 이에 대한 이야기는 뒤에 나오는 '스트레스' 부분에서 더 자세히 알아보겠습니다.

면역력이 떨어졌을 때 가장 무서운 것은 '암'입니다. 실제로 암 환자들을 보면 심한 스트레스를 오랫동안 받고 살아온 사람들이 많다는 통계가 있습니다. 마음을 다스리는 것, 스트레스를 잘 관리하는 것이 건강을 유지하는 첫 번째 일입니다.

바이러스를 이기는 사람, 바이러스에 지는 사람

최근 면역력과 관련된 최대의 화두라고 하면, 아무래도 전 세계를 강타한 '코로나19 바이러스'라고 할 수 있겠습니다. 사실 우리는 이렇게 전염성이 있는 바이러스에 대해 크게 낯설지 않습니다. 지난 20년 동안, 인류는 4번이나 바이러스의 큰 공격을 받았기 때문이죠. 아마 다들 들어보셨을 겁니다. 사스, 신종플루 그리고 코로나19 바로 이전에 있었던 메르스가 그것들입니다.

이러한 전염병을 일으키는 원인은 '바이러스'라는 병균, 더 정확히 말해 병원체 때문입니다. 병원체라는 것은 사람이나 동물에게 병을 일으키는 미생물이죠.

병원체에는 세균, 바이러스, 진균, 기생충 등이 있습니다. 그중에서도 바이러스는 세균보다 훨씬 작고, 전파력은 더 큽니다. 그리고 변종도 빨리 생깁니다. 감기를 일으키는 바이러스부터 아주 심각한 질병을 일으키는 AIDS 바이러스까지, 바이러스는 다양한 독성을 가지고 있습니다. 독감이나 홍역, 수두도 모두 바이러스 때문에 발병하는 병입니다.

이 바이러스는 어떻게 사람들에게 옮겨지고 전염병을 일으키게 될까요? 최근 코로나19는 비말감염으로 알려져 있습니다. 비말감염은 사람이 사람에게 접근하여 생기는 감염으로 접촉감염의 한 형태입니다. 감염자가 기침이나 재채기를 할 때 튀는 침 등의 작은 물방울, 즉 비말에 바이러스가 섞여 나와 타인의 입이나 코로 들어가는 것이 보통입니다.

비말은 기침할 때 많이 튀어나오고, 일상적인 대화, 식사 중에도 입 밖으로 튀어나오게 됩니다. 이 비말에 섞여 있는 바이러스를 다른 사람이 호흡기로 들이마시면 전염이 됩니다. 그래서 마스크를 쓰는 것이 매우 중요한 것입니다. 이미 감염이 된 사람이 마스크를 쓰고 이야기할 때와 마스크를 쓰지 않고 이야기할 때는 엄청난 차이가 있습니다. 마스크를 쓰고 이야기하면 상당 부분 비말이 공기 중으로 배출되는 것을 막을 수 있습니다.

물론 비말이 튀는 거리는 한계가 있습니다. 보통 1~2m 이내에 바닥으로 떨어지고, 공기 중으로 날아다니지는 못합니다. 가습기를 생각하시면 이해가 쉬울 겁니다. 가습기에서 나오는 작은 물방울이 1~2m 이상 가지 못하고 증발되어 습도를 올리는 것처럼, 침방울도 그 정도 거리에서 증발합니다. 그런데 침방울이 증발된 후 바이러스가 남겠죠. 남아 있는 바이러스가 얼마나 오래 살아남을 수 있는가가 전염력을 결정하는 매우 중요한 요소입니다.

이러한 바이러스에 취약한 사람은 당연히 '면역력이 떨어져 있는' 사람입니다. 실제로 코로나 바이러스 감염증으로 사망한 사람들 대부분이 고령층이거나 기저질환자입니다. 나이가 들수록, 또 질환이 있을수록 면역력이 낮아 코로나19에 감염되었을 때 치명적인 상황에 이를 가능성이 높은 것이죠. 과거 메르스 사태 때도 마찬가지였습니다.

하지만, 특별한 기저질환이 없다고 해도 평소 감기에 잘 걸리고 증상이 쉽게 치유되지 않는 사람의 경우에는 면역력이 낮은 상태일 가능성이 높으니 주의해야 합니다. 이런 분들은 바이러스나 호흡기 질환이 유행하는 시기에 특히 더 조심해야 하고요. 배탈과 설사가 자주 생기는 것도 면역력 저하의 신호입니다. 면역력이 떨어지면 위장관으로 들어온 바이러스나 세균을 제거하는 기능이 떨어지기 때문에 장내 유해균이 많아져 장에 염증이 생기기 쉽습니다.

유산균이 패혈증을 유발하는 독?

얼마 전 젊은 두 유명인의 목숨을 빼앗아 '급성 패혈증'이라는 질병이 실시간 검색어에 오르며 사람들의 주목을 받았습니다. 하지만 패혈증은 이미 과거에 김영삼 전 대통령, 가수 신해철 씨의 사망 원인이 된 병이기도 합니다. 패혈증은 전신적인 세균 감염입니다. 세균이 혈액을 타고 전신에 퍼진 상태를 패혈증이라고 합니다. 생소한 병이라고 생각할 수 있지만, 우리나라에서만 매년 7만여 명이 진단을 받고 수천 명이 이 병 때문에 사망하고 있습니다. 한국인 10대 사망 원인으로 꼽혔을 정도이죠.

　패혈증은 면역력이 크게 떨어진 상태에서 세균이 개인의 면역계를 압도해 전신에 퍼져 발병합니다. 특히, 만성 질환자들이 패혈증에 쉽게 걸릴 수 있습니다. 당뇨나 간, 콩팥 질환자 또는 암 환자들이 여기에 속할 수 있습니다. 또 심한 화상이나 상처를 입은 사람, 항생제에 내성이 생긴 사람들도 조심해야 합니다. 당연히 고령자는 더욱 위험합니다. 병원이나 요양원, 중환자실 등에 오래 머무른 상태라든가 거동이 불편하여 누워 계신 경우, 반드시 폐렴이나 독감 예방 접종을 하셔야 합니다.

패혈증이 발병하면 우리 몸에 어떤 증상이 나타날까요? 오한과 함께 고열이 동반되고 호흡수가 빨라집니다. 열은 대체로 38.3℃ 이상으로 올라가는데, 그 이하여도 세균의 감염 범위가 광범위하게 진행된 경우도 있습니다. 또 인지력이 상실되고 심할 경우 정신 착란이 일어나는 등, 신경학적으로 장애가 나타날 수도 있습니다. 혈압이 낮아지거나 혈액 공급이 떨어져 피부가 푸른빛을 띠기도 합니다. 소화기 계통의 증상이 나타나기도 하는데, 구역질이나 구토, 설사나 장 마비 등이 있고 심각한 경우 소화기의 출혈 증상도 있을 수 있습니다.

이런 증상이 나타난 경우, 절대로 혼자서 해결해보려고 하면 안 됩니다. 패혈증의 조기 신호에 단 하나라도 해당이 된다면 신속히 병원에 가보는 것이 좋습니다. 골든타임이 중요합니다. 이 골든타임을 놓치게 되면, 세균이 그 시간만큼 우리 몸 전체로 퍼지게 되고 장기에 손상을 줍니다. 패혈증은 속도가 생사를 결정짓는다고 해도 과언이 아닙니다. 발병하고 1시간 내 치료할 경우, 생존율이 80%입니다. 하지만 6시간이 지나면 30%로 떨어지죠.

그렇다면 패혈증을 일으키는 원인은 무엇일까요? 먼저 오염된 음식에서 식중독을 일으키는 균이 혈액에 침투해 악화되는 경우가 있습니다. 상한 야채나 고기, 또는 오염된 물도 원인이 되는 음식 중 하나입니다. 특히 여름철에 굴이나 조개 같은 해산물을 익히지 않은 채로 먹거나 덜 익혀 먹는 것을 조심해야 합니다.

먹는 것이 원인이 되는 경우 중 특이한 경우는, 건강에 좋다고 알려진 유산균이 패혈증을 유발하는 '독'으로 바뀌는 것입니다. 유산균이 장에는 이로운 균이지만, 혈액에서는 독성을 띨 수도 있는 것이지요. 만성 간 질환자나 장점막이 약한 염증성 장 질환자는 이러한 음식으로 인한 패혈증 위험이 큰 만큼 정기적으로 건강검진을 받는 것이 중요합니다.

또 다른 원인으로 외상이 있습니다. 2012년 미국에서 한 열두 살 남자아이가 농구를 하다 찰과상을 입었는데, 다음 날 패혈증으로 숨지는 사건이 발생했습니다. 상처를 통해 체내에 침투한 세균이 치명적인 결과를 낳은 것입니다. 그런가 하면, 수술 부위나 몸에 삽입한 정맥관 등이 감염의 통로가 되어 패혈증을 유발하기도 합니다.

그 외에는 대부분 2차 감염으로 볼 수 있습니다. 인후염·폐렴·요로감염 등 감염병의 원인균이 전신에 퍼져 문제를 일으킬 수 있습니다.

문제는 패혈증 진단이 까다롭고 그 증상이 일반적이기 때문에 의식하기가 어렵다는 데 있습니다. 패혈증을 진단하려면 감염 여부를 판단해야 하는데, 혈액검사를 해도 결과는 빨라야 이틀 후에 나옵니다. 증상이 나타나도 패혈증 때문인지 몰라서 골든타임을 놓치는 경우가 상당히 많습니다. 그렇기 때문에 의심이 되는 증상이 하나라도 나타날 경우 바로 병원에 가는 것이 가장 중요한 대처법이라고 할 수 있겠습니다.

패혈증을 예방하기 위해서는 평소 생활습관에서 조심해야 하는 것들이 있습니다. 어패류는 5도 이하로 저온 보관하고, 손질할 때 청결에 반드시 신경 써야 하며, 85℃ 이상에서 충분한 시간 동안 가열하여 먹는 것이 좋습니다. 피부에 상처가 났을 때는 바다에 들어가지 않아야 합니다. 아주 당연하게 여겼지만, 한순간 방심하여 어길 수 있는 이런 것들을 항상 유념하여 패혈증을 예방하고, 증상이 보일 때는 긴급하게 골든타임을 지켜야 함을 항상 기억하시길 바랍니다.

02
세포와 미세염증

현대의학에서는 질병을 찾아내기 위해 여러 가지 검사를 합니다. 검사를 통해 이상이 있으면 환자가 되고, 이상이 없으면 정상이 됩니다. 정상이라고 판정이 나면 더 이상 병원에서는 환자가 아닙니다. 더 처방할 것도 없습니다. 그런데 정상이라고 판정받는 무수히 많은 사람들이 진정 활력이 넘치는 건강한 상태일까요? 현대사회에는 수많은 정상 환자(?)들이 넘쳐나고 있습니다. 비록 질병은 발견되지 않았지만, 완전히 건강한 상태는 아닌 사람들이죠.

질병은 없는데 건강하지 못한 이유는 무엇일까요? 그건 바로 우리 몸을 이루고 있는 수십조 개의 세포 때문입니다. 각 기관을 이루고 있는 무수히 많은 세포들의 기능이 약해지면, 여러 불편한 증상들이 몸에 나타나게 됩니다. 세포의 기능을 지키기 위해서는 어떻게 해야 할까요? 또 세포가 약해졌을 때, 우리가 할 수 있는 일은 무엇일까요?

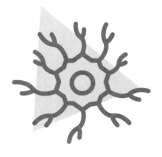

나이가 들면
왜 자꾸 피곤해질까?

우리는 세포가 하는 모든 작용을 통해 살아갑니다. 세포들 덕분에 음식을 먹고 잠을 자며 움직일 수 있고 또 감정을 느낍니다. 이러한 모든 것들은 고도로 정밀하게 움직이는 세포들의 화학반응에 의해 이루어집니다. 영양소가 분해되고 흡수되는 과정부터, 세포에서 에너지를 만들어내고, 호르몬이나 신경전달물질을 분비시키는 과정이 다 화학반응으로 이루어집니다. 심지어 행복감이나 공포감과 같은 감정조차도 화학반응의 결과입니다.

한마디로 우리 몸은 '세포들로 이루어진 거대한 화학공장'이지요. 수백 수천 가지의 화학반응이 원활하게 이루어지면서 자기 역할을 충분히 하고 있을 때 우리 몸은 가장 건강한 상태가 됩니다. 결국 세포 기능이 좋은 사람은 생화학반응이 정상적이고 원활한 상태가 되고, 세포 기능이 나쁜 사람은 화학반응 과정에서 문제가 발생하는 것이죠. 화학반응이 좋고 나쁜지에 따라, 즉 세포 기능이 좋고 나쁨에 따라 우리 몸에서 나타나는 신체적 증상은 아래와 같습니다.

세포 기능이 좋은 상태

- 아무리 피곤 해도 시간을 내서 푹 쉬면 피로가 풀린다.
- 감기나 바이러스 질환에 잘 걸리지 않는다(1년에 1~2회 이하).
- 감기에 걸려도 며칠 쉬면서 약을 먹으면 잘 회복된다.
- 소화가 잘되고 배변활동이 좋다.
- 혈색이 좋고 피부 트러블이 거의 없다.

세포 기능이 나쁜 상태

- 쉬어도 피로가 잘 풀리지 않는다.
- 감기나 바이러스 질환에 잘 걸린다(1년에 3회 이상).
- 감기에 한번 걸리면 잘 낫지 않고 오래간다(10일 이상).
- 소화가 잘 안 되고 변비나 설사가 있거나, 장에 가스가 잘 찬다.
- 혈색이 안 좋고 피부 트러블이 잘 생긴다.
- 이유 없이 두통이 자주 온다.
- 근육통이 있다.
- 피부에 알레르기가 잘 일어난다.

잘 살펴보면 세포가 건강한 사람들은 면역력이 높다는 것을 알 수 있습니다.

그렇다면 세포 기능이 좋아지기 위해서는 무얼 해야 할까요? 갑작스러운 근육통이나 원인 모를 두통, 피부 트러블이나 알레르기가 생기면 병원에서는 두통약, 알레르기약을 처방하는 등 그 증상에 대한 치료를 합니다. 물론 이런 치료를 하면 고통으로부터 해방될 수 있습니다. 꼭 필요한 조치지요. 하지만 근본적인 문제를 해결하는 것이라기보다 대증요법에 불과합니다.

그보다는 세포들이 건강한 화학반응을 잘 이룰 수 있는 조건을 만들어가야 합니다. 그러기 위해서는 여러 가지 생활습관 관리가 중요합니다. 먹는 음식부터 수면습관, 환경요인 등 아주 많은 것들이 우리 세포의 화학반응에 영향을 주기 때문입니다.

세포 속의 보일러, 미토콘드리아

늘 피곤하고 아무리 자도 피로가 풀리지 않으신가요? 혹은 오후만 되면 뒷골이 당기는 두통이 있으신가요? 조금만 움직여도 근육통, 관절염이 생기시나요? 아마도 과거에는 없던 증상들일 것입니다. 종합검진을 받아봤지만 특별한 질병은 발견되지 않았고 만성 피로의 원인도 찾을 수 없었을 테고요. 이런 몸 상태의 원인은 무엇일까요?

갑자기 피로감이 심해지는 경우 제일 먼저 해야 할 것은 종합검사입니다. 피로를 유발할 만한 질병을 찾아내 치료하는 것이 최우선이기 때문입니다. 빈혈, 당뇨, 갑상선 질환, 간 질환, 결핵, 류마티스 질환 등이 원인일 수 있고, 심지어는 숨어 있는 암도 피로감을 느끼게 만듭니다. 그런데 만약 종합검사에도 아무 이상이 없다면, 즉 피로감을 일으킬 만한 의학적 질병이 없다면, 그때는 세포 기능으로 눈을 돌려야 합니다. 세포에서 정상적인 화학반응이 일어나고 있지 않은 것입니다. 그중 대표적인 것이 바로 에너지를 만들어내는 과정에 문제가 있는 경우입니다.

우리는 살아가기 위해 에너지를 씁니다. 생화학에서는 이 에너지를 'ATP(adenosine triphosphate)'라고 부릅니다. ATP는 우리 몸의 모든 세포가 제대로 활동하기 위해 사용되는 가장 근원적인 에너지입니다. 세포는 ATP를 만들어내는 기능이 있습니다. 세포 안에서 ATP를 만드는 에너지 공장이 생물 수업 때 자주 들어봤던 '미토콘드리아(mitochondria)'입니다.

미토콘드리아는 거의 모든 세포에 존재하면서 열심히 ATP를 만들어냅니다. (적혈구에는 미토콘드리아가 없습니다.) 그래야만 세포들이 제 역할을 할 수 있습니다. 특히 일을 많이 해야 하는 뇌세포나 간세포 또는 힘을 많이 써야 하는 근육세포에는 더 많은 미토콘드리아가 있습니다. 수백에서 수천 개의 미토콘드리아를 가지고 있는 세포도 있고요.

미토콘드리아가 열심히 일을 하면서 ATP를 잘 만들어낼 수 있어야 정상적인 세포라고 볼 수 있습니다. 문제는 미토콘드리아의 기능이 약해지면서 에너지를 제대로 만들어내지 못할 때 일어납니다. 현대인들이 가지고 있는 만성 피로감은 이렇게 발생하죠.

좀 더 쉽게 말하면, 미토콘드리아는 세포 속의 '보일러'라고 할 수 있습니다. 집에 보일러가 있어서 열을 만들어내야 따뜻하고 정상적인 활동이 가능합니다. ATP는 미토콘드리아라는 보일러가 만들어내는 '열'이라고 할 수 있죠. 보일러는 연탄이든 기름이든 가스든 연료가 필요한데, 바로 우리가 먹는 음식의 칼로리가 연료가 됩니다. 칼로리를 가진 영양소들이 ATP를 만드는 데 사용되는 것입니다. 음식으로 들어온 탄수화물, 단백질, 지방과 같은 영양소들이 에너지원이며, 그중 가장 먼저 에너지원으로 사용되는 것은 탄수화물입니다.

탄수화물은 소화가 되면 당분으로 바뀌어 세포 속으로 들어갑니다. 세포 속으로 들어간 당분은 여러 가지 화학반응을 일으키며 그 형태가 조금씩 바뀌면서 에너지원으로 사용됩니다. 세포로 들어온 당분 중에서 일부는 미토콘드리아 안으로 들어갑니다. 여기서부터 이 보일러가 가지고 있는 아주 특별한 화학반응이 시작됩니다. 이 반응은 연쇄적으로 일어나며, 순환되기 때문에 '회로'라고 부릅니다. 즉, ATP를 만들기 위한 화학반응 회로가 미토콘드리아 안에 있는 것입니다. 회로의 이름은 'TCA회로(TCA cycle)'입니다. TCA회로에서 화학반응을 통해 나오는 물질들이 결국 ATP를 만들어 미토콘드리아 밖으로 에너지를 뿜어내는 것입니다. 여기서 TCA회로 첫 단추에 해당되는 화학반응을, 어렵지만 이해할 필요가 있습니다.

TCA회로를 돌리기 위해 가장 먼저 일어나는 첫 번째 화학반응의 주인공은 '피루브산(pyruvic acid)'입니다. 피루브산은 당분이 분해되어 생깁니다. 피루브산이 첫 번째 화학반응을 거쳐 '아세틸CoA(acetyl CoA)'라는 물질로 변환됩니다. 이 아세틸CoA가 만들어지는 순간부터 회로가 돌아가기 시작합니다. 그러면 ATP를 만들어낼 첫 단추가 잘 끼워지는 것입니다. 그런데 피루브산이 아세틸CoA로 넘어가는 첫 과정에서 문제가 발생하는 사람들이 많습니다. 그렇게 되면 당연히 TCA회로가 원활하게 돌아가지 않으므로 에너지가 떨어질 수밖에 없고 세포 역시 제대로 된 기능을 할 수 없습니다. 자연히 몸에 이상이 생겨나지요. 그런데 왜 이 단계에서 문제가 생기는 것일까요? 그 이유를 알기 위해서는 기본적인 생화학반응의 원리를 알아야 합니다.

생화학반응은 A라는 물질이 B라는 물질로 바뀌는 것을 말합니다. 이는 저절로 바뀌는 것이 아니라, 그 과정에 도움을 주는 여러 물질들이 필요합니다. 또 새롭게 만들어지는 물질B의 원료가 되는 성분도 있어야 합니다. 변화 과정을 도와주는 물질은 '효소(enzyme)'로 일종의 촉매제입니다. 효소는 수백 종류가 있고 각각 맡은 화학반응이 있습니다. '그 반응에 그 효소'가 있어야 정상적인 화학반응이 일어나는 것이죠. 여기서 끝이 아닙니다. 효소가 일을 잘할 수 있도록 도와주는 물질이 또 있습니다. 바로 '조효소(coenzyme)'와 '코팩터(cofactor)'입니다. 조효소와 코팩터는 효소를 도와주고 효소가 맡은 화학반응이 정상적으로 돌아갈 수 있게 해줍니다.

다시 피루브산 이야기로 돌아와서, 피루브산이 아세틸CoA로 넘어갈 때 이 과정을 도와주는 효소는 '피루브산 디하이드로지나아제(pyruvate dehydrogenase)'입니다. 그리고 이 효소가 제대로 작동할 수 있도록 도와주는 조효소와 코팩터가 5가지 있습니다. 결국 ATP를 만드는 첫 번째 단추가 잘 끼워지기 위해서는, 피루브산과 효소뿐 아니라 조효소와 코팩터까지 잘 갖추어져야 하는 것입니다.

이제 세포를 살리는 데 가장 중요한 핵심을 이야기할 때가 왔습니다. 피루브산 디하이드로지나아제의 반응을 돕는 조효소와 코팩터 5가지는 무엇일까요? 우리가 잘 알고 있는 비타민B1, B2, B3, 마그네슘 그리고 알파리포산입니다. 이렇게 5가지 필수영양소가 있어야만 TCA회로가 제대로 돌기 시작하는 것입니다. 기능의학을 공부한 의사들은 이 다섯 가지 영양소를 '미토콘드리아를 지키는 독수리 5형제'라고 부르기도 합니다. 이들 덕분에 세포 안에 평화가 오지요.

한 가지 더 있습니다. 새로 만들어지는 아세틸CoA의 원료가 되는 물질인 비타민B5입니다. 이렇게 6가지 물질이 있어야 에너지를 만드는 첫 관문을 무사히 통과할 수 있습니다.

활성산소의 공격, 노화가 시작된다

미토콘드리아에서 에너지가 만들어질 때에는 어쩔 수 없이 부산물이 발생합니다. 보일러가 연료를 태우면서 나오는 연기라고 생각하면 쉽습니다. 이렇게 발생되는 부산물을 '활성산소(reactive oxygen species)'라고 부릅니다. 활성산소는 DNA를 공격하고 세포를 산화시킵니다. 즉, 세포를 녹슬게 만드는 것입니다.

이 활성산소들이 문제를 일으키지 않도록 막아주는 물질이 '항산화물질(antioxidant)'입니다. 항산화 음식을 먹는 이유도 여기에서 비롯됩니다. 건강한 미토콘드리아는 스스로 발생한 활성산소들을 청소해낼 능력이 있습니다. 그만큼의 항산화물질을 가지고 있다는 것입니다. 그래서 활성산소의 양과 항산화물질의 양이 적절하게 균형을 이루고 있어야 합니다. 이 균형이 깨지면 문제가 생깁니다.

일단 활성산소가 너무 많이 발생되거나, 반대로 항산화물질이 부족해지면 남아도는 활성산소가 제일 먼저 미토콘드리아의 DNA를 공격합니다. 세포 안에 있는 기관 중 핵 이외에 유일하게 DNA를 가지고 있는 곳이 미토콘드리아입니다. 그런데 그 DNA가 공격을 받게 되면 미토콘드리아에 오작동이 일어나게 되겠죠. 또 남아도는 활성산소들이 세포질로 흘러나오면서 결국은 세포 자체가 녹슬어가게 됩니다.

활성산소와 항산화물질의 균형이 깨지는 원인은 여러 가지가 있습니다. 우리 생활 속에서 그 원인들을 찾아보겠습니다. 늦은 밤, 야식을 먹고 얼마 지나지 않아 잠자리에 들었다고 해봅시다. 식사 후 3시간 안에 잠을 잔다는 것은 신체가 필요하지도 않은 열량을 보충한 것입니다. 춥지도 않은데 보일러를 틀어대면 나오는 부산물이 필요 이상으로 많아질 수밖에 없습니다. 또 자연식품보다 식품 첨가물이 많이 들어 있는 가공식품을 섭취했다면, 더 많은 활성산소를 만들어내는 원인을 제공한 것입니다.

현대인이 피할 수 없는 원인들도 있습니다. 먼저 수많은 전자기기입니다. 기기에서 뿜어져 나오는 전자파가 활성산소의 원인이 됩니다. 두 번째로는 오염된 환경입니다. 미세먼지를 포함한 공해와 환경호르몬 같은 유해물질에 둘러싸여 살아가고 있는 것도 문제인 거죠. 세 번째는 정말로 피하기 어려운 정신적 스트레스입니다. 정신적 스트레스는 우리 감정을 나쁘게 만들고 활성산소 발생의 원인이 됩니다.

이처럼 우리가 먹고 있는 음식, 살아가는 환경, 심리적 스트레스 등 여러 가지 요인으로 활성산소가 많아지면 제일 먼저 미토콘드리아가 제 기능을 못 하게 됩니다. 충분한 에너지를 만들어내고 그때 발생되는 활성산소를 잘 중화시키는 것이 제 기능인데, 반대로 에너지는 만들어내지 못하면서 활성산소 발생만 더 증가시킵니다. 그러면 또다시 세포의 산화가 일어나는 악순환을 겪게 됩니다.

이렇게 손상된 미토콘드리아의 숫자가 많아지면서 나타나는 현상이 바로 '노화'입니다. 노화가 가속화되면 모든 병이 잘 생깁니다. 성인병뿐 아니라, 근육이 감소하고 혈관이 굳어지며 뇌세포 기능이 떨어지는 퇴행성 질환, 여러 가지 암 발생까지 각종 질병에 노출되지요. 한마디로 미토콘드리아의 건강은 세포의 건강을 좌우하고 근육의 양과 노화의 진행 수준까지도 좌우하는 것입니다.

강력한 항산화 작용에 필요한 음식

"I am what I eat!"(먹는 것이 곧 나다.)

히포크라테스의 명언입니다. 우리가 먹는 것이 우리 삶을 결정한다는 말이죠. 활성산소와 항산화물질도 마찬가지입니다. 어떤 것을 먹는지, 어떤 것을 피하는지에 따라 우리 몸의 활성산소와 항산화물질의 균형이 달라집니다.

먼저 먹지 말아야 할 것을 볼까요? 가장 먼저 지적할 식품은 단연 과도한 탄수화물과 가공된 인스턴트식품입니다. 물론 이런 음식을 전혀 먹지 않고 살아갈 수는 없겠죠. 하지만 늘 세포 속에 항산화 저울이 있다는 것을 잊지 말고 최소화할 필요는 있습니다.

그리고 앞서 설명에서 이해했듯이 좋은 음식도 어떤 때에는 독이 됩니다. 즉, 먹는 시간도 중요하다는 말입니다. 에너지를 쓰지 않아도 되는 취침 전에 먹는 야식은 쓸데없이 미토콘드리아를 가

동시키는 것이므로 피해야 합니다.

　이제 충분히 섭취해야 할 영양소를 살펴봅시다. 가장 잘 알려진 비타민A, C, E는 대표적인 항산화제입니다. 비타민은 몸에서 만들어지지 않기 때문에 반드시 음식을 통해 섭취해야만 합니다. 항산화미네랄에는 셀레늄, 구리, 망간, 아연, 철분과 같은 것들이 있습니다. 이것들은 세포가 스스로 만들어내는 항산화효소들이 잘 활동할 수 있도록 도와주는 역할을 합니다. 그래서 간접적으로 항산화 효과를 가지고 있어 항산화미네랄로 분류합니다. 예를 들면 해독에 대표적 효소인 글루타치온을 도와주는 것은 셀레늄이고, SOD라는 강력한 항산화효소를 도와주는 것은 구리, 망간, 아연입니다. 철분은 카탈라아제라는 항산화효소를 돕습니다.

　비타민과 미네랄 이외에 아주 강력한 항산화물질이 있습니다. 바로 '코엔자임 큐텐(coenzyme Q10)'입니다. 비타민과 유사한 물질로 비타민Q라고도 부르지만, 세포에서 만들어낼 수 있는 물질입니다. 하지만 코엔자임 큐텐을 만들어내는 능력은 20대를 기점으로 점차 줄어들기 시작해서 40대 이후에는 눈에 띄게 부족해집니다. 따라서 항산화 능력이 약화되고 결국 노화의 속도가 빨라지기 시작하죠. 그러므로 코엔자임 큐텐은 40대 이후에 신경 써서 보충하는 것이 좋습니다. 코엔자임 큐텐은 육류, 콩기름, 정어리, 고등어, 땅콩과 같은 음식에 풍부합니다.

코엔자임 큐텐은 항산화 역할 외에도 미토콘드리아에서 에너지, 즉 ATP를 만들 때 마지막 단계에서 필수적으로 필요한 영양소입니다. ATP를 만드는 과정에서 코엔자임 큐텐이 부족하면 밥을 하다가 뜸을 들이지 못한 상태가 되고 맙니다.

항산화물질은 주로 우리가 평소에 섭취하는 채소와 과일에 함유되어 있는데, 특히 채소와 과일의 색깔을 내는 색소물질에 풍부합니다. 이러한 색소물질을 통틀어서 '카로티노이드(carotenoid)'라고 부릅니다. 당근의 베타카로틴(beta-carotene), 토마토의 리코펜(lycopene), 오렌지의 크립토잔틴(cryptoxanthin)과 같은 성분들입니다. 카로티노이드는 모두 세포에서 강력한 항산화작용을 하고 노화를 방지하며 항암작용을 하기도 합니다. 리코펜이 풍부한 토마토를 즐겨 먹는 이탈리아 사람들이 미국 사람들보다 심장병에 덜 걸린다는 연구도 있습니다. 토마토를 기름에 데쳐 먹거나 소스를 만들어 먹기 좋아하는 이탈리아의 식문화가 리코펜 섭취에 도움을 준 것입니다. 리코펜은 지용성이므로 기름에 살짝 익혀 먹을 때 흡수율이 훨씬 좋아집니다.

녹차에 들어 있는 카테킨도 폴리페놀 계통의 항산화물질입니다. 그리고 적포도주에 들어 있는 플라보노이드(flavonoid)계 항산화제인 라스베라트롤(resveratrol)도 동맥경화증을 예방한다고 알려져 있습니다. 2006년 〈미국임상영양학저널〉에 실린 논문을 보면, 베타카로틴, 리코펜, 루테인(lutein)을 투여한 사람들에게서 활성산소로부터 DNA를 보호하는 효과가 상승된 것을 알 수 있었습니다.

그런데 더 재미있는 것은, 세 가지 물질을 각각 한 가지씩 많이 사용한 그룹보다 모두 한꺼번에 조금씩 섞어서 사용한 그룹이 더 좋은 결과를 보인 것이었습니다. 여러 가지 종류의 카로티노이드를 동시에 투여할 때 상승 효과가 있었던 것이죠. 이 결과로 우리는 여러 가지 다른 종류의 과일과 채소를 골고루 섭취하는 것이 얼마나 중요한지 알 수 있습니다.

'밥이 보약'이라는 말이 있습니다. 물론 쌀밥만을 의미하는 것이 아니죠 이것저것 골고루 잘 먹으라는 말입니다. 균형 잡힌 식사는 우리 몸을 조화롭게 합니다. 특히 고기와 채소, 발효식품, 해조류, 나물류, 견과류 등을 골고루 섭취하는 것이야말로 세포 속의 활성산소와 항산화물질의 균형을 찾는 데 중요하다는 점을 잊지 말아야 합니다.

똑같이 나이 먹어도
다르게 늙는다

———

———

두 명의 중년 남성이 있습니다. 한 명은 얼굴로 나이를 가늠하기 어렵습니다. 특별한 병이 없고 매우 활동적인 운동을 즐깁니다. 하루 종일 등산을 해도 무릎관절이 끄떡없습니다. 다른 한 명은 그렇지 못합니다. 심장혈관에 문제가 있어 2년 전 스텐트 시술(좁아진 관상동맥을 확장시키는 시술)을 받았기 때문에 심한 운동은 하기 어렵습니다. 오래 걸으면 무릎관절이 아프고 육체적으로 무리를 하면 몸에 여러 가지 염증이 생깁니다. 입안이 헐거나 목이 자주 아픕니다. 이 두 사람 모두 58세입니다.

나이는 똑같이 들어가는데 이런 차이가 나타나는 것은 대체로 50대 이후부터입니다. 특별한 병이 없는 이상 동갑 친구들끼리 누가 더 늙었느니, 젊어 보이느니 큰 차이를 못 느끼고 지내다가 50대가 넘어가면서는 차이가 나기 시작합니다.

누구나 나이가 들어도 건강하고 활력 있는 상태를 유지하고 싶어 합니다. 하지만 나이가 들면 자연스럽게 노화와 질병들이 찾아오기 마련입니다. 관절이 점차 아파지는 퇴행성관절염이 찾아오고, 혈관이 조금씩 녹슬기 시작하고 소화 기능도 떨어집니다. 이렇게 노화와 관련된 증상들은 그저 세월의 순리로 받아들이고 살아가야 하는 것일까요?

노화를 늦추고 퇴행성 질환들을 예방하는 여러 가지 방법들이 연구되었습니다. 앞서 설명한 건강한 미토콘드리아를 유지하는 것도 그중 하나입니다. 그런데 그만큼 중요한 것이 또 있습니다. 2004년 2월호 〈타임〉의 표지를 장식한 기사가 있습니다. '침묵의 살인자!(The Secret Killer!)'라는 헤드라인이 붙은 기사였죠. 전혀 증상을 나타내지 않으면서도 우리 자신도 모르게 조금씩 우리를 죽이고 있는 '미세염증(microinflammation)'의 정체가 전 세계에 알려진 순간이었습니다.

사실 염증(inflammation)이라는 말은 우리에게 아주 익숙합니다. 매우 많은 질병들이 염증과 관련된 질환이기 때문입니다. 관절에 염증이 생기면 관절염이고, 편도선에 염증이 생기면 편도선염입니다. 맹장에는 맹장염, 피부는 피부염이 생깁니다. 어느 부위든지 염증이 생기면 병이 됩니다. 그때 우리가 느끼는 증상은 매우 심각합니다. 통증이 있고 붓거나 열이 납니다. 그냥 모르고 지나갈 수가 없을 만큼 심한 증상이 동반되므로 병원에서 치료를 받아야만 합니다.

그런데 미세염증은 무엇일까요? 미세염증이 일반 염증과 다른 점은 아프거나 붓지도 않고 열도 나지 않는다는 것입니다. 말 그대로 미세염증이기 때문입니다. 우리 몸의 세포에서 일어나는 염증이라 느껴지지 않지요. 전혀 증상이 없기 때문에 대부분 나에게 미세염증이 있는지 없는지조차 모르고 살아갑니다. 그리고 일반적인 종합검사를 해봐도 알아차릴 수 없습니다. 조금 더 정밀한 기능의학적 검사를 통해서만 확인이 가능합니다.

사실 모든 사람들은 미세염증을 조금씩 가지고 살아갑니다. 다만 그 차이는 있습니다. 어떤 사람은 미세염증이 낮은 상태로 유지되고, 또 어떤 사람은 비교적 높게 유지됩니다. 물론 미세염증이므로 두 사람에게 겉으로는 특별한 차이가 나타나지 않습니다. 일반검사에서도 확인이 안 되고, 증상도 없기 때문입니다. 그래서 그냥 그렇게 살아갑니다.

하지만 나이가 들고 몸이 늙어가면서 이야기가 달라집니다. 두 사람의 차이는 수년, 수십 년이 지나면서 현저하게 벌어지기 시작하죠. 한마디로 미세염증은 증상도 없이 아주 조금씩 우리 몸을 죽이고 있는 것입니다. 연구 결과에 따르면 미세염증이 높은 상태로 살아가는 사람들은 혈관 질환이 잘 생기고, 관절염, 알츠하이머병과 암 발생율도 현저히 높다고 합니다. 즉, 노화되면서 생길 수 있는 모든 퇴행성 질환이 잘 생긴다는 말입니다.

나도 모르는 사이
미세염증이 생기는 이유 ————

미세염증이 생기는 이유는 무엇일까요? 우리 몸의 세포가 상처를 받거나 손상되면 죽은 세포들을 청소하기 위한 작업이 필요합니다. 이 과정이 바로 어쩔 수 없이 발생되는 작은 염증반응입니다. 그러므로 세포가 자주 손상받을수록 미세염증이 잘 생깁니다.

미세염증은 유전자에도 영향을 줍니다. 우리가 가지고 있는 유전자들은 전부 활동하는 것은 아닌데요. 어떤 유전자는 잠든 상태로 활동하지 않고 살아가기도 합니다. 그런데 미세염증이 많아지면 잠자고 있던 유전자 중 노화유전자나 암유전자가 깨어납니다. 나쁜 유전자들이 활동하게 되면서 몸의 노화가 촉진되는 것입니다.

혈관 질환도 결국 미세염증과 관련되어 있습니다. 나쁜 콜레스테롤이 높으면 혈관 질환이 잘 생긴다고 알려져 있습니다. 그런데 콜레스테롤 자체가 혈관을 막는 것은 아닙니다. 순수한 콜레스테롤은 각종 호르몬의 원료로 쓰이면서 혈관을 돌아다닙니다. 문제는 활성산소가 콜레스테롤을 산화시키면서 시작됩니다. (다시 그 활성산소입니다!) 산화된 콜레스테롤은 혈관 벽 아래에 침착되고 거기서부터 미세염증반응이 시작됩니다.

———— 건강을 좌우하는 미시세계

이러한 염증반응은 우리가 알고 있는 일반적인 염증처럼 아프거나 붓거나 열이 나지 않습니다. 그렇게 증상이 전혀 없는 상태로 혈관 벽 아래에서 염증이 생기기 시작하다가, 결국 혈관 벽에 작은 상처가 생깁니다. 상처를 아물게 하기 위해 혈소판이 혈관 벽에 달라붙고 피떡이 만들어지는데, 이것이 결국 혈관이 딱딱해지는 '죽상경화증'을 일으킵니다.

혈관이 망가져서 생기는 혈관 질환, 심근경색증이나 뇌졸중의 범인은 하나가 아닙니다. 콜레스테롤뿐 아니라, 활성산소, 미세염증, 혈소판 등 여러 공범들이 자기 역할을 하며 혈관을 망가뜨리고 있는 것입니다.

망가지기 전에 알아둬야 할 ——— 미세염증 예방법 ———

이렇게 혈관이 망가지기 전에 예방해야 합니다. 물론 방법이 있습니다. 일반적인 염증 질환이 생기면 병원에서 처방하는 약이 있습니다. '항생제'와 '소염제'입니다. 그런데 미세염증을 이런 약으로 치료하는 것은 부적절합니다. 오히려 생활습관 교정과 영양분 섭취를 통해 자연치유하는 것이 좋습니다.

미세염증을 확실하게 줄여줄 수 있는 대표적인 영양소는 오메가3지방산입니다. 오메가3지방산은 몸에서 염증반응물질들을 조절해줍니다. 주로 프로스타글란딘(prostaglandin)이라는 염증반응물질을 조절해서 미세염증이 줄어드는 쪽으로 생화학반응을 이끌어냅니다. 이것이 EPA, DHA로 잘 알려진 오메가3지방산의 대표적 역할입니다. '오메가3지방산이 혈관을 건강하게 만들어준다'는 상식도 여기에서 출발하는 것이죠.

물론 오메가3지방산이 혈관에만 작용하는 것은 아닙니다. 몸 전체에 존재하는 미세염증을 줄여줄 수 있습니다. 프로스타글란딘을 잘 조절하기 때문입니다.

미세염증이 나이 든 사람에게만 타격을 가하는 것은 아닙니다. 어린아이들에게도 나타날 수 있습니다. 미세염증을 유발하는 설탕이 포함된 당 중심의 식습관 때문이지요. 그래서 오메가3지방산은 어른이나 아이 할 것 없이 전 연령에 필요합니다. 생선과 들깨, 들기름, 견과류를 잘 챙겨 먹고, 필요하다면 오메가3지방산 보조제를 같이 먹는 것이 좋습니다.

미세염증을 일으키는 대표적인 성분으로 '아라키돈산(arachidonic acid)'이라고 하는 오메가6지방산이 있습니다. 그런데 아라키돈산은 조금 미묘합니다. 육류나 달걀 등을 통해 섭취할 수 있는 영양소로서 우리 몸이 영위되기 위해 반드시 필요한 물질이기 때문입니다. 실제로 혈압이나 당뇨, 인슐린 저항성, 심혈관 질환에 도움이 되기도 합니다. 가끔 오메가6지방산이 사람들 사이에서 안 좋은 것으로 인식되곤 하는데, 바른 생각은 아닙니다. 과한 것이 문제가 될 뿐이죠. 이럴 때 우리 몸의 균형을 유지해주는 영양소가 바로 오메가3지방산입니다.

오메가6지방산 중에 미세염증을 낮추는 물질도 있습니다. 이브닝프림로즈(evening primrose)라고 알려져 있는 '달맞이꽃종자유'입니다. 이 지방산은 오메가6지방산에 속하지만 미세염증을 낮추어주는 좋은 지방산을 포함하고 있으니 평소에 부담 없이 섭취하세요.

많은 영양학자들은 오메가6지방산과 오메가3지방산의 이상적인 비율이 1:1이라고 설명합니다. 그러나 현대사회의 식문화 속에서 오메가3지방산이 오메가6지방산에 비해 늘 부족할 수밖에 없습니다. 따라서 전문가들은 최소한 4:1까지라도 맞추는 것을 권장합니다.

혈관을 막는 또 하나의 주범, 호모시스테인

나쁜 콜레스테롤, 활성산소, 미세염증 그리고 혈소판은 혈관을 막는 주범입니다. 여기에 눈에 띄지 않았던 공범이 하나 더 있습니다. 바로 '호모시스테인(homocystein)'이라는 물질입니다. 호모시스테인은 원래 몸속 메티오닌(methionine)이라는 아미노산이 대사되는 과정에서 정상적으로 발생하는 대사산물입니다. 문제는 이것이 많아질 때입니다.

세계적으로 발생하는 심장혈관 질환과 뇌졸중의 약 15%가 호모시스테인 수치 상승으로 인해 생긴다고 추정됩니다. 혈관 건강을 해치는 호모시스테인이 처음 발견된 것은 1970년대입니다. 처음에는 그리 주목받지 못했지만 20년이라는 세월이 흐른 뒤 그 위험성이 드러나기 시작했지요.

호모시스테인과 관련해 흥미롭지만은 않은 이야기가 있습니다. 1970년대 미국 하버드의대 병리학과의 촉망받는 병리학자였던 킬머 매컬리(Killmer McCully) 박사는 선천적으로 아미노산 분해를 못하는 유전적 질환을 가지고 태어난 아이들을 조사하는 과정에서 끔찍한 사실을 발견했습니다. 여덟 살도 채 안 된 아이 두 명이 심장마비로 사망했는데, 부검 결과 이 아이들의 동맥 모양이 마치 80대 노인의 동맥과 비슷했기 때문입니다. 아이들의 동맥은 완전히 손상되어 있었고, 중증동맥경화증의 소견이 떨어졌지요.

매컬리 박사는 이 위험한 현상의 원인을 알기 위해 자세히 연구했는데, 아이들의 혈액에 호모시스테인이라는 물질이 엄청나게 많이 축적되어 있다는 것을 알게 되었습니다. 호모시스테인은 메티오닌에서 생겨나서 시스테인(cysteine)으로 변화하거나 다시 메티오닌으로 돌아갑니다. 메티오닌, 호모시스테인, 시스테인 중 메티오닌과 시스테인은 해롭지 않은 물질입니다. 그런데 그 가운데 끼어 있는 호모시스테인은 혈관에 해로운 물질입니다. 정상적인 사람이라면 호모시스테인이 생성되어도 그 양이 많아지기 전에 다시 메티오닌으로 돌아가든, 아니면 시스테인으로 바뀌어야 합니다. 그러나 이 아이들은 그 과정에 필요한 효소의 유전적 결함으로 호모시스테인이 축적되어 혈관이 막힌 것입니다.

매컬리는 이 결과를 활용해 더 깊은 연구에 나섰습니다. 그리고 유의미한 결과를 도출했습니다. 선천적 질환이 없어도 호모시스테인 수치가 조금 높게 유지되는 사람들은, 더 낮게 유지되는 사람들보다 혈관 질환이 잘 발생할 수 있다는 것이었습니다. 또한 호모시스테인 수치를 낮추는 데 비타민으로 충분하다는 것도 알아냈지요.

매컬리 박사의 호모시스테인 이론은 1970년대 초반에 여러 의학 저널에 발표되면서 사람들의 관심을 불러 모았습니다. 그러나 그 관심이 오히려 매컬리에게 비극을 가져다주었습니다. 1970년 대 중반에 이르러 매컬리 박사는 관련 학회와 단체, 그리고 다른 교수들로부터 보이지 않는 탄압을 받기 시작했습니다. 새로 부임한 학과장은 매컬리의 연구실을 지하로 옮겼고 결국 그는 1979년 하버드의대를 그만두게 되었습니다. 일부 동료는 그의 이론을 말도 안 되는 헛소리이며 사기 행각이라고까지 몰아붙였지요.

이렇게 중요한 호모시스테인의 위험성을 처음 알리고 연구한 매컬리에게 왜 이러한 일이 일어난 것일까요? 당시 혈관 질환을 일으키는 원인으로 강력하게 주목받기 시작한 콜레스테롤은 메이저 제약사의 연구 대상이었습니다. 대형 제약사들은 대규모 연구를 통해 콜레스테롤 수치를 낮추는 약물을 발명했고 이는 특허로 연결되었습니다. 그 시점에 등장한 매컬리의 호모시스테인 이론은 이에 대한 명백한 도전이었던 것입니다. 특허도 낼 수 없는 비타민B(6/9/12)로 혈관 질환을 개선할 수 있다는 사실을 제약사들은 좀처럼 받아들일 수 없었던 것이지요. 미국심장협회 회장을 역임한 토머스 제임스 박사는 이후 이렇게 회고했습니다.

"그 당시 콜레스테롤 이외의 다른 방향으로 가는 연구들은 큰 힘에 의해 의도적으로 방해를 받는 듯했다."

메이저 제약사들은 콜레스테롤을 낮추는 약물로 엄청난 매출을 올리기 시작했습니다. 시대를 잘못 만났던 매컬리의 호모시스테인 이론은 그렇게 사장되는 듯했는데요. 그러다 20년 만에 반전이 일어났습니다.

1995년 〈미국의학협회지〉에 한 편의 논문이 실리면서 매컬리의 주장이 다시 주목받게 된 것입니다. 호모시스테인 수치가 높은 사람은 뇌로 혈액을 공급하는 경동맥의 협착 위험률이 더 높다는 연구 결과였습니다. 게다가 호모시스테인 수치가 높은 사람들은 대부분 몸속에 특정한 비타민 수치가 낮다는 사실도 함께 밝혀졌습니다. 결핍된 비타민은 엽산(folic acid, 비타민B9), 피리독신(pyridoxine, 비타민B6), 코발라민(cobalamin, 비타민B12)으로, 결국 호모시스테인 수치를 낮추기 위해서 비타민을 섭취해야 한다는 20여 년 전 매컬리 박사의 연구가 옳았음이 증명된 것입니다.

그렇다면 호모시스테인은 어떻게 검사하고, 정상 수치는 얼마일까요? 간단한 공복 혈액검사로도 확인이 가능합니다. 물론 일반적인 혈액검사에는 호모시스테인 항목이 포함되어 있지 않습니다. 병원에서 진료를 받고 혈액검사를 할 때 담당 의사와 상의해서 호모시스테인검사 항목을 추가할 수 있습니다. 기왕이면 추가로 검사를 받아볼 것을 권합니다.

정상 호모시스테인 수치는 보통 5~15umol/L로 표시됩니다. 그러나 9 이상이라면 더 낮출 것을 권장합니다. 정상치는 5~15라고 되어 있더라도 12 정도면 높은 편이라 봐야 합니다. 그래서 일반적인 사람이라면 호모시스테인 수치를 9 이하로 낮출 것을 권장하고, 고혈압, 당뇨, 고지혈증, 흡연, 비만 등의 혈관 질환에 대한 위험인자를 하나라도 가지고 있다면 7 이하로까지 낮추라고 권고합니다.

호모시스테인을 낮추기 위해서는 육류 및 가공식품, 밀가루 음식 등을 적절한 수준에서 섭취하는 것이 좋습니다. 아울러 두부 등 식물성 단백질과 시금치 등 진녹색 채소, 귤, 레몬 등 신과일을 섭취하는 것이 도움이 됩니다. 그와 함께 비타민 B6, B9, B12가 충분하게 들어 있는 보조제도 효과적인 건강 관리 요령입니다. 호모시스테인 높은 사람들에게 권장되는 비타민의 양은 엽산 1,000mcg, 피리독신 25~50mg, 코발라민 50~150mcg입니다. 이들 영양제를 약 2~3개월 정도 먹고 나서 다시 호모시스테인검사를 해보고 수치가 얼마나 떨어졌는지를 확인해보세요.

미국 보스턴에 있는 '대변은행'에서 하는 일 ———

세상에는 여러 가지 은행이 있습니다. 돈을 보관하는 은행뿐 아

니라 사람의 혈액을 보관하는 혈액은행, 정자를 보관하는 정자
은행 등…. 그런데 여기에 더해 최근 흥미로운 은행이 하나 더 생
겼습니다. 바로 건강한 대변을 보관하는 대변은행인데요. 더러운
대변을 대체 왜 은행까지 만들어서 보관해야 하는 것일까요?

우리가 건강한 삶을 살기 위해 꼭 더불어 살아가야 할 것들
이 있습니다. 그중 하나가 바로 장내에 살고 있는 세균들입니다.
2012년 미국 보스턴에 대변을 보관하는 은행, 일명 '오픈바이옴
(openbiome)'이 개설되었습니다. 여기에 대변을 기증하면 약 40달
러 정도를 받습니다. 물론 아무나 자신의 대변을 기증할 수는 없
습니다. 아주 건강한 대변만 받기 때문입니다. 특별한 질병이 없
어야 하고, 정상 체중이어야 하며 알레르기나 자가면역 질환이
전혀 없어야 합니다. 그뿐 아니라 최근 일정 기간 동안 항생제를
사용한 적이 없어야 하는 등 조건이 매우 까다롭습니다.

이렇게 모은 건강한 대변을 어디에 사용하는 것일까요? 오픈
바이옴에서 필요한 것은 대변 자체가 아니라, 대변 속에 들어 있
는 무수히 많은 세균입니다. 인간은 수많은 세균과 함께 살아가
고 있습니다. 피부와 구강, 코와 귀에만 해도 아주 많은 세균이
있습니다. 그리고 그 어느 곳보다 많은 세균이 몰려 있는 곳이
대장 속에 있는 대변입니다. 대변에서 수분을 제외하고 나면 약
40% 정도가 세균들, 즉 미생물 덩어리입니다.

사람의 몸을 이루고 있는 세포와 미생물 중 어느 것이 더 많을까요? 사람의 세포 수는 현재까지 약 60조 개로 추정되는데, 미생물의 숫자는 자그마치 100조 개가 넘는 것으로 알려져 있습니다. 우리는 세포 수보다 더 훨씬 많은 세균들과 함께 살아가고 있는 것입니다.

　　최근 우리 몸속 수많은 미생물들이 가지고 있는 유전 정보에 주목하기 시작했습니다. 이 유전 정보를 두고 '미생물(microbe)'과 '생태계(biome)'의 뜻을 합쳐 '마이크로바이옴(micorbiome)'이라고 부릅니다. 마이크로바이옴이 가지고 있는 유전 정보는 사람이 가진 유전 정보의 약 100배까지 될 것이라 추정하고 있는데요. 한마디로 나의 몸에 살고 있는 세균들이 어떤 종류의 세균이냐에 따라 나의 마이크로바이옴 조성이 달라지고 그것은 건강에 엄청난 영향을 미친다는 것입니다.

　　마이크로바이옴이 건강에 중요하다는 사실을 처음 밝힌 연구가 있습니다. 2006년 미국 워싱턴대 제프리 고든(Jeffrey I. Gordon) 박사는 뚱뚱한 쥐와 마른 쥐의 대변을 채취한 후, 장에 아무런 균이 살고 있지 않은 실험용 무균 쥐들에게 두 가지 대변을 각각 주입했습니다. 그리고 똑같은 양의 먹이를 먹이며 관찰했습니다. 그 결과 뚱뚱한 쥐의 대변을 주입받은 쥐는 마른 쥐의 대변을 주입받은 쥐보다 체중이 2배 더 늘어났죠.

고든 박사는 여기서 추가적인 실험을 진행했습니다. 이번에는 사람의 대변을 무균 쥐에 주입하는 것이었습니다. 유전적으로 같은 쌍둥이의 대변을 선택했습니다. 그 결과 쌍둥이 중에서도 뚱뚱한 사람의 대변을 이식받은 무균 쥐는 뚱뚱해지기 시작했으나 날씬한 사람의 대변을 이식받은 무균 쥐는 날씬한 상태를 유지했습니다. 이러한 연구 결과가 저명한 학술지 〈셀(cell)〉에 실리면서 세계적인 마이크로바이옴 연구 열풍이 일었습니다.

장내 세균을 알면 ──── 장수가 보인다 ────

그 후 여러 가지 마이크로바이옴 연구 결과들이 발표되었습니다. 사람이 가지고 있는 장내 세균들의 종류에 따라 여러 가지 질병이 생기거나 악화될 수 있다는 연구들이었는데, 그 질병들에는 비만, 당뇨와 같은 대사성 질환이 많았습니다. 그뿐만 아니라 아토피, 류마티스 관절염과 같은 면역성 질환들도 관련이 있었고, 또 파킨슨병과 같은 신경계 질환과 암, 골다공증 같은 노화 관련 질환, 우울증이나 자폐증 같은 정신 질환과도 관련 있다고 밝혀졌죠. 한마디로 우리 인간은 건강을 위해 함께 살아가고 있는 세균들까지 함께 건강해져야 한다는 사실을 알게 된 것입니다. 그러면서 인간의 유전자만으로 설명할 수 없었던 인체의 다양한 문제점과 수수께끼를 풀 수 있는 실마리가 바로 마이크로바이옴이라고 생각하기 시작했고, 이것을 '제2의 유전자'라고 부르게 되었습니다. 그래서 건강한 대변을 모아 연구하는 대변은행이 탄생하게 된 것입니다.

그렇다면 건강한 마이크로바이옴을 유지하기 위해서는 어떻게 해야 할까요? 먼저 장에 사는 세균 종류를 알아보죠. 크게 세 가지로 나눌 수 있습니다. 첫째는 우리 몸에 좋은 영향을 주는 '유익균'입니다. 둘째는 몸에 해로운 독소를 가지고 있는 '유해균'입니다. 마지막은 때에 따라 유익균도 될 수 있고 유해균이 될 수도 있는 '중간균'입니다. 세 가지 균들이 우리 장 속에서 매우 다양하고 복잡하게 얽혀 일종의 생태계를 이루고 살아갑니다.

사람마다 미생물의 종류와 숫자가 모두 다르고, 그만큼 모든 사람이 각기 다양한 장 속 미생물 생태계를 가지고 삽니다. 이러한 생태계는 그 사람이 평소에 어떤 음식을 주로 먹는지, 어떤 질병을 가지고 있는지, 항생제와 같은 약물을 자주 사용하는지, 스트레스 상황으로 장의 움직임이 달라지는지 등에 따라 결정됩니다. 그래서 건강한 미생물 생태계를 가진 사람들은 건강한 마이크로바이옴과 함께 살아가는 것입니다.

———— 건강을 좌우하는 미시세계

건강한 마이크로바이옴을 유지하기 위한 방법은 다음과 같습니다. 첫째, 유익균이 풍부한 음식들을 많이 먹어야 합니다. 네, 발효음식입니다. 김치, 된장, 치즈, 요거트와 같은 식품에 유익균이 풍부하게 들어 있습니다. 특히 한국인이 많이 먹는 김치와 된장에는 아주 건강한 유산균이 많이 들어 있죠.

둘째, 유산균의 먹이가 되는 프리바이오틱스 즉, 식이섬유도 함께 섭취해야 합니다. 주로 신선한 채소들에 많이 함유되어 있습니다. 상추, 양배추, 오이, 당근, 나물류 모두 좋습니다. 이러한 식이섬유를 유산균이 많은 발효식품과 꾸준히 섭취하는 것은 장의 세균총을 건강하게 만들어주는 아주 기본적인 방법입니다. 시중에 판매되는 유산균 관련 제품들이 프로바이오틱스와 프리바이오틱스를 함께 판매하는 이유도 유익균(프로바이오틱스)의 생존을 돕는 프리바이오틱스가 반드시 필요하기 때문입니다.

마지막으로 항생제를 남용하지 말아야 합니다. 항생제는 유익균이 포함된 세균총을 망가뜨리는 폭탄과도 같습니다. 물론 항생제를 꼭 써야 하는 상황이라면 당연히 써야 하지만, 무분별한 항생제 사용은 세균 생태계를 파괴하는 원인이 될 수 있으므로 주치의와 상의해 신중하게 사용해야 합니다.

03 몸 네트워크의 자동 시스템
호르몬

"… 네 앞에서 배배 꼬이는 내 몸 … Oh 자제가 안 돼 매일 … 묵직하게 증가하는 나의 테스토스테론 … 호르몬과의 싸움 이겨낸 다음 … 오늘도 호르몬과의 싸움 후 내 여드름 을 째…"

호르몬을 참 잘 표현한 노래 가사입니다. 이 노래는 BTS의 '호르몬 전쟁(War of Hormone)'이라는 곡입니다. 호르몬이 우리 몸과 마음을 지배하는 현상을 재미있게 표현하고 있 습니다.

실제로 호르몬은 우리 몸에서 일어나는 현상들뿐만 아니라 감정도 지배합니다. 행복과 즐거움의 감정도 호르몬의 작 용이고, 남성의 수염과 근육 증가와 같은 성별에 따른 신 체적 특징도 모두 호르몬작용의 결과입니다. 또한 호르몬 은 생명을 유지하는 영역에까지도 광범위하게 그 영향을 미치고 있습니다. 이번 챕터에서는 이 호르몬에 대해 자세 히 알아보겠습니다.

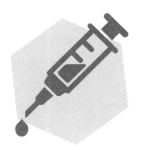

인슐린 분비량이
건강을 좌우하는 이유

호르몬은 일종의 화학물질로 혈액을 타고 흐르면서 몸 전체로 운반됩니다. 호르몬의 어원은 '북돋아주다'라는 뜻의 그리스어에서 왔습니다. 그 뜻대로 호르몬은 우리 몸의 생화학반응들이 정상적으로 잘 진행되게 도와줍니다. 그런 의미에서 비타민과 유사한 역할을 하는 듯 보이지만, 호르몬은 비타민과 다르게 우리 몸에서 만들어지는 물질입니다.

땀을 흘리거나 침이 생기고, 위액이 나오고, 남성이 정액을 분비하는 등 몸 밖으로 물질을 내보내는 것을 '외분비'라고 하고, 몸속 곳곳에 있는 내분비샘에서 혈액 속으로 분비물질을 내보내는 것을 '내분비'라고 하는데요. 호르몬은 바로 이 내분비샘에서 분비되어 혈액을 타고 돌아다니다가 몸의 특정 부분에 전달되는 물질입니다.

호르몬은 우리 몸의 가장 기본적인 화학적 대사 과정에 작용하며 생사를 가르기도 합니다. 너무 많지도 적지도 않은 건강한 상태의 호르몬 수치를 유지하는 것이 건강하고 행복한 삶의 필수조건이지요. 지금까지 널리 알려진 호르몬의 종류는 약 80여 가지에 이릅니다. 하지만 전문가들은 우리 몸속 호르몬이 약 4,000개 이상일 것이라고 추정합니다. 그중에서도 우리가 가장 흔히 들어봤을 법한 호르몬이 바로 '인슐린(insulin)'입니다. 인슐린은 췌장에서 분비되는 호르몬인데, 보통 사람들이 아는 호르몬이라는 것은 그만큼 우리 몸에 중요하단 뜻입니다.

복부 초음파검사를 할 때 명치 부위를 꾹 누르는 걸 경험해봤을 것입니다. 이는 위장 뒤쪽 깊은 곳에 위치하고 있는 췌장을 살피기 위해서입니다. 초음파로 췌장의 모양을 보면서 주로 췌장에 생기는 종양을 보거나, 췌장암 여부를 확인합니다. 하지만 모양은 정상이라도 그 기능까지 정상인지는 초음파나 CT로 확인하기 어렵습니다. 특히 췌장에서 분비하는 여러 가지 호르몬 중 우리 건강에 직결된 인슐린의 분비가 잘되고 있는지는 초음파나 CT로 확인이 안 되기 때문에 다른 검사가 필요한데, 바로 '혈당 측정'입니다.

혈당을 통해 인슐린 분비 상태를 알아보는 이유는, 인슐린이 혈액에 떠도는 포도당을 일정하게 유지하는 역할을 하고 있기 때문입니다. 혈당이 너무 올라가면, 췌장은 혈당이 오른 것을 바로 감지해 인슐린을 분비합니다. 분비된 인슐린은 세포의 문을 열고 혈액 속 포도당을 세포 안으로 집어넣으면서 혈액 속 포도당을 줄입니다. 인슐린 덕분에 포도당을 공급받은 세포들은 그 원료를 사용하여 에너지를 만들어냅니다. 이것이 정상적인 당분의 대사 과정입니다.

그런데 인슐린에 문제가 생기면 비극이 시작됩니다. 정상적인 인슐린은 세포의 문을 활짝 열어 당분을 충분히 받아들일 수 있게 하고 혈당을 낮춥니다. 그러나 기능에 문제가 생긴 인슐린은 세포의 문을 활짝 열지 못합니다. 결국 혈액 속 당분이 세포로 들어가지 못해 혈당이 계속 높은 상태로 유지되죠. 이렇게 혈당을 낮추는 과정에 문제가 생기는 것을 '인슐린 저항성'이라고 말합니다.

인슐린 저항성은 인슐린에 대한 세포의 반응이 정상적인 기준보다 감소되어 있는 경우입니다. 이는 마치 무거워서 잘 열리지 않는 문과 같죠. 문이 잘 안 열릴 때는 여럿이 함께 열거나 좁은 문으로 끼어서 억지로 들어갈 수밖에 없습니다. 반면 가벼운 문은 쉽게 잘 열리기 때문에 문을 여는 사람(인슐린)이 크게 애를 쓰지 않아도 됩니다. 그리고 활짝 열린 문으로 사람들이(혈당) 쉽게 들어갈 수 있지요. 이를 '인슐린 감수성'이라고 합니다.

부족해도 안 되고,
넘쳐도 안 된다

일반인들에게 잘 알려져 있지 않지만 당뇨는 크게 '제1형 당뇨'
와 '제2형 당뇨'로 나뉩니다. 앞서 살폈던 인슐린 저항성 때문에
생기는 것은 제2형 당뇨입니다. 제1형 당뇨는 여러 가지 원인에
의해 체내에서 인슐린 분비가 거의 되지 않는 경우로, 주로 젊은
나이에 발병합니다. 인슐린 주사를 통해 증상 완화가 가능하지
만, 음식 섭취와 인슐린 주사량의 비율을 평생 조절하며 살아야
합니다. 우리가 주목해야 하는 제2형 당뇨는 인슐린이 분비되고
있지만, 인슐린 저항성으로 인해 그 역할을 잘 못 하는 경우입니
다. 제1형에 비해 천천히 진행되어 주로 나이가 들수록, 비만도가
심할수록 발병하기 쉽습니다.

　그런데 인슐린 저항성은 어떤 사람들에게 생길까요? 물론 유전
적인 이유도 있고, 다양한 환경적 요인도 있을 수 있습니다. 하지
만 당연하게도 운동 부족, 비만, 과도한 칼로리 섭취로 인해 발생
하는 경우가 가장 흔합니다. 예를 들면, 당분이 많은 탄수화물을
과하게 섭취하면 혈당이 급격히 오르고 췌장에서 인슐린을 분비
합니다. 분비된 인슐린은 혈당을 떨어뜨리면서 다시 배고픔과 허
기를 만듭니다. 그러면 또 당분과 탄수화물을 먹게 되는데, 이 과

정이 반복되면서 과도한 칼로리로 인한 지방 축적이 진행되고, 축적된 지방이 인슐린 저항성을 만들어내는 것입니다. 만약 어떤 사람이 지난 10년간 몸무게가 약 5kg이 늘었다면 그 사람은 10년 전보다 인슐린 저항성이 거의 2배 정도 높아졌을 가능성이 있습니다. 이는 제2형 당뇨로 발전할 가능성이 높아졌다는 말과도 같습니다.

인슐린 저항성을 만드는 지방 축적은 위치에 따라서 발병 정도가 다릅니다. 예를 들면, 피하지방보다 내장지방이 더 나쁩니다. 전체적으로 덩치가 크고 뚱뚱한 사람보다 팔과 다리는 가늘고 배만 나온 사람, 즉 마른 비만형 사람들이 인슐린 저항성이 높아질 가능성이 더 많습니다.

그러면 인슐린 저항성은 어떻게 확인할 수 있을까요? 우선 혈액검사가 있습니다. 공복 상태에서 진행한 혈액검사에서 정상보다 인슐린 수치가 높다면, 인슐린 저항성이 있음을 짐작할 수 있습니다. 더 정확한 인슐린 내성검사도 있습니다. 공복 상태에서 정맥주사로 인슐린을 투여한 후, 시간 간격을 두고 여러 번 채혈을 해 혈당을 측정합니다. 그 과정에서 혈당의 감소 속도가 빠르면 인슐린 감수성이 높다고 볼 수 있고, 반대로 느리면 인슐린 저항성이 있다고 봅니다.

인슐린 저항성을 낮춰 인슐린 감수성을 올리는 것이 현대인들의 삶에서 아주 중요한 목표가 되고 있습니다. 그러기 위해서는 꼭 지켜야 할 것들이 있죠. 혈당지수(glycemic index)가 높은 음식은 피하는 것입니다. 혈당을 빨리 올리는 음식들, 즉 설탕, 정제된 밀가루, 과도한 탄수화물의 섭취를 피하고 가능하면 통곡물류나 식이섬유가 많은 음식을 먹어야 합니다. 그리고 적당한 운동은 인슐린 저항성을 낮추는 데 큰 도움이 됩니다. 유산소운동과 근력운동의 적절한 조합을 통해 지방을 연소시키고, 인슐린 저항성을 낮추는 방법 외에 확실한 예방법은 없습니다. 적어도 일주일에 3일, 1시간 정도는 걷고 적절한 근력운동을 꾸준히 해주는 것이 좋습니다.

생명 유지에 필수, 갑상선호르몬 ———

40세 여성 A씨는 갑작스러운 체중 감소와 가슴 두근거림, 손 떨림 증상으로 병원을 찾았습니다. 최근 한 달 사이 체중이 5kg이나 빠졌고, 맥박이 빨라지고 가슴이 두근거린다고 했습니다. 쉽게 불안해지고 손이 떨리는 증상도 있었는데요. 이는 갑상선호르몬이 너무 많이 분비되어 나타나는 '갑상선기능항진증'의 전형적인 증상들입니다.

반대로 52세 여성 B씨는 심한 피로감과 체중 증가 및 부종, 변비로 병원을 찾았습니다. 아무리 체중을 관리하려고 해도 줄어들기는커녕 오히려 몸이 붓고 체중도 늘었던 것이죠. 이 환자의 증상은 '갑상선기능저하증'의 대표적인 것들입니다.

통계에 따르면, 2015년 119만 명이었던 갑상선기능저하증 환자 수는 2018년 137만 명까지 증가했습니다.

'갑상선' 또는 '갑상샘'이라고 불리는 기관은 목 앞 중앙에 나비 모양으로 위치한 내분비기관입니다. 우리 몸의 가장 큰 내분비선이지만, 정상적인 상태에서는 눈에 띄지 않고 이상이 생기면 커집니다. 갑상선은 갑상선호르몬과 함께 칼시토닌(calcitonin)이라는 호르몬을 만들어 분비합니다. 갑상선호르몬은 생명 유지에 꼭 필요한 체온 유지 기능과 신체의 모든 대사 과정이 잘 이루어질 수 있도록 균형을 유지해주는 기능을 합니다. 칼시토닌은 혈액 속 칼슘 수치를 낮추어주는 역할을 하면서 뼈와 신장의 기능이 정상적으로 작동하도록 돕습니다.

문제는 갑상선호르몬이 필요 이상으로 많거나 부족했을 때 발생합니다. 너무 많이 분비되면 신진대사가 필요 이상으로 증가되어 너무 많은 에너지가 생성됩니다. 그로 인해 몸이 더워지고 땀이 많이 나고, 체중이 줄어듭니다. 앞서 소개했던 A씨처럼 심장박동이 빨라지고 손가락이 떨리는 현상이 생기는 것이나 장운동이 빨라져 설사를 하는 것도 이런 이유에서 비롯됩니다. 이를 갑상선기능항진증이라 합니다.

원인으로는 여러 가지가 있지만, 가장 대표적인 것이 '그레이브스병'입니다. 이 병은 갑상선을 자극하는 비정상적인 항체가 만들어지는 질환입니다. 면역계에서 자기 신체 일부를 외부물질로 잘못 인식하여 항체를 만들어 병이 생기는 자가면역 질환이지요. 갑상선 조직 일부에 대한 항체가 생겨 갑상선을 지속적으로 자극하게 되면, 호르몬을 많이 방출하고 갑상선기능항진증 증상이 나타납니다. 이 병은 남성보다 여성의 발병률이 약 10배 정도 높습니다.

반대로 갑상선호르몬이 줄어들어 나타나는 갑상선기능저하증도 흔합니다. 갑상선호르몬이 줄어들게 되면 신진대사가 떨어져 갑상선기능항진증과 반대되는 증상들이 생깁니다. 먼저 체온이 떨어지면서 추위를 잘 타게 됩니다. 또 몸이 잘 붓고 체중이 쉽게 늘어나고요. 피부는 매우 거칠어지고 심박수가 떨어집니다. 에너지가 떨어지기 때문에 쉽게 피로하고 근육통도 잘 생깁니다. 변비, 탈모, 식욕부진과 체중이 증가하고 우울증과 만성 피로와 같은 증상이 동반되기도 합니다. 여성의 경우에는 배란 장애와 성욕 감퇴도 일어날 수 있습니다. 감기와 증상이 비슷하고 서서히 진행되기 때문에 인지하기 힘듭니다. 따라서 위와 같은 비슷한 증상이 지속된다면 빨리 병원 진료를 받는 것이 좋습니다.

갑상선기능저하증의 원인이 되는 대표적인 질환은 '갑상선염'입니다. 갑상선에 염증세포들이 모여들면서 만성적인 염증을 일으키게 되고, 그 결과 갑상선세포들이 파괴되면서 갑상선호르몬의 분비가 줄어들게 되는 질환입니다. 중년에 접어든 여성 환자들이 감기로 오해해 이를 방치했다가 갑상선기능저하증이 더욱 악화되곤 합니다.

갑상선호르몬의 정상 여부는 증상으로 감지할 수도 있지만 그보다는 혈액검사가 더욱 정확합니다. 갑상성 기능 유지에는 셀레늄, 요오드 등이 풍부한 계란, 통밀, 닭고기, 해초류, 견과류 등을 섭취하는 것이 좋습니다.

갑상선암은 암도 아닌 게 아니다 ——

"갑상선암은 암도 아니다!"

의과대학 시절 갑상선 수술 전문외과 교수님께서 수업 시간에 하셨던 말씀입니다. 벌써 30년 전인데요. 그 당시에도 갑상선암은 조기 진단을 통해 수술만 잘하면 완치할 수 있는 암으로 인식되었기 때문에 하셨던 말씀일 겁니다. 그 후에도 꾸준하게 조기 발견 검사들이 발전되면서 한국인 발병 암 중에서 가장 높은 생존율을 보이고 있는 암이 바로 갑상선암입니다. 암에게 붙이기는 좀 이상할 수 있지만, 덕분에 '착한 암'이라고 불리기도 합니다. 하지만 이 높은 생존율에는 조기 발견이라는 전제가 깔려 있습니다. 아무리 갑상선암이라도 전이가 된 후 늦게 발견하면 치명적이기 때문에 주기적인 검사가 필요합니다.

통계에 따르면 우리나라 갑상선암 환자 수는 1999년에 3,000여 명이었습니다. 그러나 2014년에는 약 3만 명에 이르렀습니다. 거의 10배가 증가한 것입니다. 갑상선암은 우리나라 사람들이 많이 걸리는 암으로 매년 상위권을 차지하고 있습니다. 이렇게 갑상선암이 증가한 이유는 무엇일까요?

많은 전문가들은 실제로 암이 증가한 것보다는 암을 발견하는 기술이 좋아졌기 때문일 것이라고 설명합니다. 갑상선암을 조기에 발견할 수 있는 검사법이 활성화되면서 더 많은 사람들이 검사를 받게 되었고, 그전에는 모르고 있었던 갑상선암이 더 많이 발견되었다는 말입니다. 또 갑상선암에 의한 사망률은 2004년 인구 10만 명당 0.85명에서 2015년 0.42명까지 감소했습니다. 갑상선암 발병률은 크게 늘어났지만 사망률이 거의 반으로 감소했다는 것은 그만큼 조기에 발견된 사례가 많았다는 점을 시사합니다.

갑상선암을 조기에 발견할 수 있는 방법은 초음파검사입니다. 모양을 보는 초음파검사와 혈액을 통해 수치를 확인하는 기능검사는 보는 관점이 완전히 다릅니다. 그러므로 혈액검사에서 갑상선호르몬 수치가 정상이라 하더라도 갑상선의 모양을 보는 초음파검사에서 종양이 발견될 수도 있습니다. 다행히 갑상선은 목 앞부분에 위치하고 있어서 초음파로 모양을 살펴보기 쉽습니다.

만약 목 앞쪽에 혹 같은 것이 만져진다면 가능한 한 빨리 초음파 검사를 받아보는 것이 좋습니다. 아무것도 만져지지 않은 사람들도 건강검진에서 초음파 검사를 통해 갑상선 결절이 발견되는 경우가 많습니다.

갑상선에 생기는 결절은 그 크기와 모양, 개수 등에 따라 양성종양인지 아니면 악성종양(암)인지를 감별하게 되는데, 더 정확한 방법은 '세침흡인세포검사'입니다. 주사바늘로 결절의 세포를 떼어내 현미경으로 관찰하는 검사입니다. 보통 결절의 크기가 1cm 이상이면 이 검사를 하게 되는데, 크기가 더 작아도 가족력이나 모양, 상태 등 암의 가능성이 있다고 판단되면 세침흡인세포검사를 합니다. 만약 이 검사를 통해서 갑상선암 확진을 받아도 수술을 통해서 완치할 수 있습니다.

산후풍,
답은 갑상선호르몬에 있다

피로와 통증을 호소하는 많은 여성들이 공통적으로 하는 이야기가 있습니다.

"출산 전에는 건강했는데, 아이 낳고 산후조리를 잘못해서 그런지 몸이 나빠졌어요. 첫째 낳고는 덜했는데, 둘째를 낳고 나서 심해졌어요. 이게 산후풍 맞죠?"

흔히 산후에 오는 증상들, 신체적 약화 등을 '산후풍'이라 통틀어 일컫는데요. 사실 현대의학에서 산후풍이라는 병명은 없습니다. 의학서에는 없지만 실제로는 존재하고 있는 산후풍 환자들의 증상은 대표적으로 이렇습니다. 손발이 차고 시리고 자주 피곤하고 여러 관절이 아픕니다. 또 잠을 깊이 못 자면서 여기저기 근육이 아프고 기력이 빠지고 몸이 잘 붓고 추위를 탑니다.

각각의 증상이 앞서 말한 갑산성기능저하증의 증상과 매우 유사하다는 것을 알 수 있습니다. 갑상선호르몬의 분비가 감소되어 신진대사가 원활하지 않게 되었을 때 나타났던 증상들 말입니다. 그런데 산후풍 환자들의 혈액을 검사해보면 갑상선호르몬 수치가 낮지 않습니다. 혈액검사는 완전히 정상으로 나옵니다. 그렇기 때문에 현대의학에서 이를 질병으로 진단 내리지 않고 또 그런 산모들을 환자로도 인식하지 않는 것입니다.

그렇다면 산후풍 환자들은 산후에 왜 갑상선기능저하증과 같은 증상을 겪는 것일까요? 제가 이 해답을 찾은 것은 2000년대 중반, 기능의학 공부를 하고 있을 때였습니다. 미국 플로리다의 의사 데니스 윌슨(E. Denis Wilson)이 쓴 책《윌슨 체온 증후군(Wilson's Temperature Syndrome-A Reversible Low Temperature Problem)》을 받아보고 나서 저는 큰 충격에 빠졌습니다. 윌슨은 산후풍 환자들이 겪는 증상들을 자신의 이름을 따 '윌슨체온증후군(WTS: Wilson's Temperature Syndrome)'이라고 명명했습니다. WTS 환자들의 증상은 우리나라 산후풍 증상과 거의 똑같습니다. 그의 책은 이 증상들이 생기는 원인을 아주 과학적으로 설명하고 있습니다.

WTS는 갑상선호르몬의 기능이 저하되어 생기는 문제는 맞지만 현대의학에서 말하는 갑상선기능저하증과는 다릅니다. 혈액검사에서 갑상선호르몬 수치가 정상이기 때문입니다. 왜 그럴까요? 갑상선에서는 호르몬을 만들어내고 그 호르몬은 혈액을 타고 여러 조직의 세포로 가서 기능을 하는데, 바로 이 기능 과정에 문제가 생긴 것입니다.

이를 이해하기 위해서는 두 종류의 갑상선호르몬 'T4'와 'T3'에 대해 알아야 합니다. 'T'는 갑상선호르몬을 뜻하는데요. 뒤에 붙는 숫자는 요오드(iodine) 분자의 숫자입니다. 즉, 요오드 분자

4개가 붙어 있는 갑상선호르몬을 T4라고 부르고, 3개가 붙어 있으면 T3라고 부릅니다. 이 두 가지 갑상선호르몬 T4와 T3는 모두 정상적인 기능을 하는 갑상선호르몬입니다. 그리고 혈액검사를 할 때 두 가지 모두 검사가 가능합니다. 이 두 호르몬은 강도가 다릅니다. T3가 T4보다 4배나 더 강합니다. 그래서 혈액을 타고 조직까지 이르게 된 T4는 조직 안에서 T3로 변환되면서 더 강력한 작용을 할 수 있게 됩니다. 조직 안에서는 T4가 아닌 T3가 충분히 있어야 호르몬이 정상적인 작용을 하면서 신진대사를 돕습니다. 이 변환 과정에 꼭 필요한 효소와 조효소, 코팩터가 있습니다.

WTS 환자들은 T4와 T3가 혈액을 타고 조직으로 흘러가는 것까지는 정상이지만 그 후 조직에서 T4가 T3로 변환되는 과정에서 문제가 생깁니다. 모든 효소와 조효소, 코팩터가 정상이라면 T4에서 T3로 쉽게 변환되는데, WTS 환자들은 이 변환에 문제가 생기면서 T3가 아닌 다른 물질로 변환됩니다. 바로 리버스T3(reverse T3)입니다. 리버스T3는 T3와 아주 유사한 구조지만 요오드가 붙어 있는 위치가 조금 다릅니다. 그런데 그 작은 차이로 인해 갑상선호르몬의 기능이 비정상적으로 작용하게 됩니다. T4가 T3로 변환되면서 4배가 강해져야 하는데, 리버스T3로 변환되면서 오히려 그 기능을 못 하는 호르몬이 되어버리는 것입니다. 결국 혈액검사에서 T4, T3 수치가 정상이지만, 조직에서는 기능이 약해지는 상태가 되면서 WTS가 생깁니다.

T4가 T3로 변환되지 못하고, 리버스T3로 변환되는 이유는 무엇일까요? 윌슨은 그 이유를 우리 몸의 방어작용 때문이라고 설명합니다. 극심한 스트레스를 받으면 신체는 스스로를 보호하기 위해 비상사태를 이겨나갈 수 있는 에너지를 축적합니다. 그러기 위해 제일 먼저 해야 하는 것이 신진대사율을 낮추는 것입니다. 신진대사율이 낮아지면 에너지 소모가 줄어들어 비상사태를 오랫동안 버텨낼 수 있다고 판단하기 때문이죠. 그래서 스스로 갑상선호르몬의 기능을 줄이기 위한 방법으로 리버스T3를 만들어내는 것입니다. 아주 오랫동안 음식물이 들어오지 않거나, 큰 수술이나 출산과 같은 심한 육체적 스트레스 상황에서 그런 현상이 일어납니다.

출산은 육체적으로 극심한 스트레스를 받을 뿐만 아니라 분만 과정에서 큰 고통을 거쳐야 합니다. 때문에 우리 몸이 비상사태라고 느끼게 되죠. 이것이 바로 출산한 여성들에게 WTS가 많이 찾아오는 이유입니다. 이를 이해하고 나면 그동안 '왜 그랬지?' 싶었던 여러 가지 상황들이 모두 이해됩니다. 아이를 낳고 몸이 시리고 아파졌다는 산후풍뿐만 아니라, 무리한 다이어트로 후에 생기는 만성 피로, 또 큰 수술 후 수술은 잘되었음에도 수술 전보다 기력이 떨어지고 쉽게 힘들어지는 경우도 모두 WTS일 가능성이 매우 높습니다.

갑상선에 도움이 되는 영양소

무엇이든 원료가 충분해야 잘 만들어집니다. 갑상선호르몬의 원료는 '티로신(tyrosine)'이라는 아미노산과 요오드입니다. 대한만성피로학회에 따르면 4,000여 명을 대상으로 24시간 소변 요오드부하검사를 실시한 결과, 73%가 요오드 결핍에 시달리고 있는 것으로 나타났습니다. 10명 중 7명이 요오드 결핍인 셈입니다. 요오드는 갑상선과 부신을 활성화시켜 신체 활력을 유도하며 체내에서 갑상선호르몬을 합성하는 원료이자, 기초대사율을 조절하고 다른 여러 가지 호르몬을 분비하게 하는 역할을 합니다. 그리고 모든 분비샘에 관여하지요. 요오드가 결핍되어 있으면, 인체에서 나오는 눈물, 콧물, 침, 위액, 땀, 머리카락, 손톱, 발톱 등에 문제가 생길 수 있고 분비샘 관련 질환이 증가하여 안구건조증에 시달릴 수 있습니다.

요오드는 해조류, 달걀, 유제품을 통해 섭취할 수 있습니다. 또 천일염에도 많은 요오드 성분이 있어서 천일염으로 만든 음식으로도 섭취가 가능합니다. 아이를 낳고 나면 몸조리를 하면서 미역국을 먹었던 우리나라의 전통을 생각해봅시다. 미역은 요오드가 풍부한 음식 중 하나입니다. 선조들의 대단한 지혜입니다. 하지만 요오드를 과다 섭취할 경우에는 또 다른 질환 발병에 영향을 줄 수 있으니 과다 섭취와 결핍을 모두 주의하여 적당량을 섭취해야 합니다.

그런가 하면 티로신과 요오드가 갑상선호르몬을 만드는 과정에서 꼭 필요한 조효소와 코팩터가 있습니다. 바로 비타민A, E, C 그리고 비타민B2, B3, B6입니다. 또 갑상선호르몬 T4가 정상적인 T3로 변환되도록 도와주는 물질들인 아연, 구리, 셀레늄도 중요합니다. 이러한 필수미네랄들이 하는 역할은 무궁무진합니다. 항산화 보조제도 도움이 됩니다. 비타민C와 비타민E 그리고 심황 추출물(생강과 식물)을 투여해 갑상선 기능을 향상시킨 동물실험 결과가 있습니다. 또 강력한 항산화효소인 글루타치온이 부족하면 갑상선 기능이 저하된다는 보고가 있습니다. 이렇게 갑상선호르몬의 기능을 향상시키기 위해 여러 보조제를 섭취하여 도움을 받을 수 있습니다.

병원에서 직접 갑상선호르몬을 처방받아 투여할 수도 있습니다. 이때, T4보다 T3를 직접 투여하는 것이 WTS 치료에 더 효과적이니 잘 알아둡시다.

스트레스호르몬이
우리 몸을 지킨다

생명을 유지하는 대표적인 호르몬으로 코르티솔을 빼놓을 수 없습니다. 코르티솔은 '부신'에서 분비되는 호르몬입니다. 부신은 양쪽 신장(콩팥) 위에 위치하고 성인 엄지손가락만 한 크기입니다.

부신의 피질에서 '부신피질호르몬(adrenal cortical hormone)'인 '스테로이드호르몬'이 분비되는데요. 코르티솔은 이 스테로이드 호르몬의 일종입니다. 부신피질은 부신의 겉을 싸고 있는 층입니다. 여기서는 코르티솔뿐 아니라 남성호르몬의 일부도 분비됩니다. 부신의 안쪽 부위를 수질 또는 속질이라 부르는데 여기서는 에피네프린(epinephrine, 아드레날린으로도 불림)과 노르에피네프린(norepinephrine)을 분비합니다.

코르티솔과 에피네프린은 우리가 스트레스를 받을 때 나오는 대표적인 호르몬입니다. 스트레스 상황에서 왜 이런 호르몬들이 분비될까요? 그 이유를 설명하기 전에 먼저 잠시 심호흡을 하고 넓은 아프리카 초원을 머릿속에 떠올려봅시다. 초원에서 얼룩말이 맛있게 풀을 뜯고 있습니다. 따뜻한 햇살 아래 한가롭게 풀을 뜯고 있는 얼룩말은 평온한 상태일 것입니다. 스트레스가 없는 상태입니다. 그런데 곧 스트레스 상황이 생깁니다. 멀리서 어슬렁거리며 다가오는 사자를 발견한 것입니다. 굶주린 사자는 얼룩말을 향해 갑자기 돌진합니다. 얼룩말은 그 모습을 보는 순간 극심한 스트레스 상태에 빠집니다. 이때 얼룩말의 뇌는 부신으로 신호를 보냅니다. 빨리 스트레스호르몬을 방출하라는 신호입니다. 그리고 곧 부신에서는 많은 양의 코르티솔과 에피네프린을 분비합니다.

이 상황에서 얼룩말은 어떤 행동을 취할까요? 둘 중 하나겠죠. 첫째는 도망가는 것. 목숨을 유지하기 위해 최대한 빨리 도망쳐야 합니다. 두 번째는 싸우는 것입니다. 도망칠 상황이 안 된다면 최후의 발악으로 뒷발차기라도 해야 합니다. 자, 결과는 어떨까요? 싸움을 선택한 얼룩말은 결국 죽음을 맞이할 것입니다. 도망치는 경우 사자에게 잡힐 수도 있지만, 만일 성공적으로 잘 도망치면 다행히 목숨을 건지고 다시 평화로움을 되찾을 수 있습니다. 이런 상황에서 부신호르몬의 역할을 생각해봅시다. 도망을 치든, 싸움을 하든 얼룩말은 그 순간 아주 강력한 근육의 힘을 사용해야 합니다.

이제 코르티솔과 에피네프린의 역할이 이해될 것입니다. 즉, 스트레스로 인해 부신에서 분비된 호르몬들은 자신의 몸을 보호하기 위해 분비되는 셈입니다.

두 얼굴을 가진
스테로이드

무릎관절이 아플 때 주사 한 방 맞고 아픈 것이 싹 좋아진 경험이 있을 것입니다. 아마 스테로이드 주사(steroid injection)였을 겁니다. 스테로이드는 주사뿐 아니라 경구 약으로도 복용합니다. 그런데 스테로이드는 잘 쓰면 명약이 되고, 잘못 쓰면 독약이 됩니다.

스테로이드 약물의 가장 큰 장점은 강력한 '항염작용'입니다. 그래서 염증성 질환에 사용하면 아주 드라마틱한 반응을 보이는 경우가 있습니다. 특히 무릎관절염으로 걷지 못해 고생하던 환자들이 관절에 스테로이드 주사를 한 방 맞고 거뜬히 걸어 나가기도 합니다. 그뿐 아니라 스테로이드 약물은 여러 알레르기 질환에도 아주 효과적입니다. 아토피나 피부염에 사용하는 스테로이드는 연고뿐만 아니라 먹는 약도 아주 효과적입니다. 이렇게 스테로이드는 여러 가지 용도로 처방되고 있는 약물이고, 환자들의 고통을 크게 줄여주고 있습니다.

하지만 문제점이 만만치 않습니다. 장기적이고 과도한 스테로이드 치료는 결국 부작용을 부릅니다. 우선 면역력이 떨어집니다. 그래서 세균이나 바이러스 등의 침투를 막지 못하게 되지요. 또 몸이 붓고 살이 찝니다. 이유 없이 여드름이 생기기도 합니다.

──── 몸 네트워크의 자동 시스템

뼛속에 구멍이 생기는 골다공증의 원인이 되기도 하며 혈당을 점차 증가시켜 당뇨를 야기하기도 합니다.

더 큰 부작용은 바로 앞서 설명했던 부신 기능의 저하입니다. 외부에서 꾸준하게 투여되는 스테로이드 때문에 부신에서 스스로 코르티솔을 만들지 않아도 되기 때문입니다. 그러다 보면 부신은 점차 코르티솔을 만들어내는 기능을 잃어버리면서 퇴축하기 시작합니다. 그러다가 갑자기 스테로이드 투약이 중단되면 문제가 드러납니다. 부신의 기능이 약화된 상태에서 몸의 대사 기능이 정상적으로 작동하지 못하게 되죠. 부신호르몬의 가장 중요한 역할은 당질과 지방질 대사를 통해서 적절한 당분을 혈액 속으로 배출하는 것입니다. 또 나트륨과 칼륨과 같은 이온의 수치를 조절하고 수분량과 혈액량을 조절합니다. 이렇게 생명을 유지하는 데 가장 기본적이고 중요한 역할을 하는 부신호르몬이 갑자기 중단된다면 아주 위험한 상태에 빠질 수 있습니다. 그러므로 스테로이드 약물의 사용은 반드시 의사와 상의하면서 처방을 통해서 엄격하게 이루어져야 합니다.

만성 피로는
부신 때문이다

60세 여성 K씨는 계속되는 피로감으로 병원을 찾았습니다. 종합 검사 결과 아무런 이상을 찾지 못했지만, K씨는 아침에 진한 커피를 마셔야 하루를 시작할 수 있을 정도로 심한 피로감에 시달렸습니다. 점심을 먹고 나면 그녀의 무기력감은 더 심해졌고 또한 번 커피를 마셔야만 했습니다. 아침에 일어나는 것이 너무 어렵고 몸은 늘 천근만근이었죠. 조금만 끼니가 지나도 갑자기 허기가 지고 손이 떨리는 저혈당 증세가 생겼습니다. 모든 일에 의욕이 떨어지고 우울감도 생겼죠. 작은 일에도 민감해지고 짜증이 자주 올라왔습니다.

K씨의 이러한 증상들은 이미 5년이 넘었다고 했습니다. 그런데 그녀의 스트레스 상황은 좀 특별했습니다. 35년간의 결혼생활은 늘 스트레스의 연속이었습니다. 남편의 잦은 사업 실패로 그녀가 가정을 책임져야 했기 때문입니다. 쉴 틈 없이 일을 하면서 남편 대신 가정을 꾸려나갔습니다. 그러던 중 더 큰 스트레스가 찾아왔습니다. 남편의 외도였습니다. 이런 상황에서도 그녀는 이를 악물고 가정을 지키기 위해 노력했습니다. 자녀들의 학비를 대기 위해서 쉬지 않고 일했지요. 결국 50대에 들어서면서 점차

몸이 여기저기 아프기 시작했던 것입니다. 그리고 이제는 원인 모를 피로와 무기력증으로 일을 할 수조차 없는 상태에 이르렀습니다. 이 경우, 기능의학 진료를 하는 의사들은 제일 먼저 '부신 피로증'을 떠올립니다. 부신피로증은 현대의학 질병 분류에 없습니다. 그러므로 병명이라고 보기는 어렵습니다.

앞서 소개했던 얼룩말 이야기를 떠올려봅시다. 갑자기 나타난 굶주린 사자 때문에 급격한 스트레스를 받은 얼룩말의 부신에서는 호르몬이 뿜어져 나왔습니다. 그 호르몬 덕분에 얼룩말은 도망을 가거나 싸울 수 있는 힘을 낼 수 있었습니다. 그리고 상황이 종료된 후에 분비된 호르몬들은 이미 다 사용되었습니다. 싸움을 택한 얼룩말은 아마도 죽음을 맞이할 것입니다. 그러나 잘 도망친 얼룩말은 다시 평화를 되찾고 호르몬 수치도 정상적으로 돌아올 것입니다. 그래서 지속적인 호르몬의 영향을 받지 않습니다.

그런데 사람의 경우는 조금 다릅니다. 사람이 받는 지속적인 스트레스들이 있습니다. 가정과 직장의 일, 인간관계 등 우리가 받는 정신적 · 육체적 스트레스로 인해서 부신호르몬이 분비됩니다. 그러나 우리는 얼룩말처럼 도망가거나 싸우지 못하죠. 계속해서 스트레스가 있는 환경에서 살아가야만 합니다. 그래서 근육에 긴장이 오고, 두통이 오기도 합니다. 또 소화불량이나 과민성대장증후군 증상이 나타나기도 하고요. 갑자기 단것이 먹고 싶어지기도 하고 식욕이 떨어지고 불면증이 생기기도 합니다. 스트레스로 인한 부신호르몬 분비는 이렇게 여러 가지 증상을 일으킵니다.

문제는 이러한 상황이 지속적으로 일어나는 경우입니다. K씨의 경우처럼 늘 스트레스를 받는 상황에서 헤어 나오지 못하고 오랜 시간이 지나면 부신이 점차 지치게 됩니다. 나중에는 오히려 부신호르몬의 분비가 정상보다 줄어들기 시작하는 상태가 오지요. 그런 상황이 오면 더 여러 가지 증상들이 나타나기 시작합니다. 이 상태를 기능의학에서는 부신피로증이라고 부릅니다.

물론 최근에는 기능의학에서 부신피로증이라는 말을 지양하자는 의견도 나오기 시작했습니다. 그 이유는 부신의 코르티솔이 줄어드는 이유가 단지 부신 자체의 기능저하보다는 스트레스반응의 일종으로 신경내분비계의 문제(스테로이드호르몬을 받아들이는 수용체의 민감도 저하 등)들로 인한 2차적인 문제로 보는 연구 결과가 있기 때문입니다. 그러나 저는 독자들의 이해를 편하게 하기 위해서 그냥 '부신피로증'이라는 말을 사용하겠습니다.

아무튼 현대의학에서는 부신피로증이라는 질환명은 없다고 말합니다. 부신피로증이라고 말하는 사람들이 부신호르몬 분비능력검사를 해보면 그 결과가 정상으로 나오기 때문입니다. 의학적으로 보았을 때, '정상'이므로 환자라고 보기 어렵다는 것입니다. 물론 틀린 말은 아니죠. 그러나 기능의학 의사들은 임상에서 분명 이러한 환자들이 존재하고 있다는 것을 알고 있습니다. 그리고 그 환자들을 치료해오고 있습니다. 그러므로 이 부분에 대해서는 논란의 여지가 있을 수 있습니다. 어느 쪽이 맞고 틀렸다라기보다는 관점의 차이일 뿐입니다.

부신피로증일 때 나타나는 증상들은 대게 이렇습니다. 아침에 일어나는 것이 매우 힘듭니다. 물론 아침에 일어나는 것은 누구라도 힘들고, 특히 아침잠이 많은 사람이라면 더 쉽지 않습니다. 그러나 단순히 아침잠이 많은 사람이라도 일단 일어나서 움직이면 약 30분에서 1시간 사이에 정신이 들고 몸이 깨어나는 것을 느낍니다. 그러나 부신피로증일 경우에는 계속 잠에서 깬 것 같지 않고 몸이 무겁습니다. 아침에 눈을 뜨고 30분이 지나면 부신이 정상적으로 코르티솔을 분비해야 하는데, 그 기능이 약해졌기 때문입니다.

또 부신피로증이 있으면 늘 몸이 천근만근입니다. 조금만 식사 때를 늦추면 심한 허기짐과 저혈당 증상이 생기고요. 앉았다 일어나면 갑자기 혈압이 떨어져 어지러우면서 눈앞이 깜깜해지는 기립성저혈압 증상도 심해집니다. 모든 일에 의욕이 떨어지면서 우울해지기 쉽고, 여성의 경우 생리전증후군이 심해지거나 예민해지고, 화를 잘 내게 됩니다. 잠을 자도 잔 것 같지 않고 아침부터 피로하기 때문에 모닝커피를 마시면서 카페인의 힘을 빌려야 오전을 버팁니다. 점심을 먹고 나면 더 피곤해져서 커피를 한 잔 더 마셔야 오후를 견딜 수 있습니다. 그러다 저녁 6시 퇴근 무렵에 잠깐 기운이 나고 기력이 좋아짐을 느꼈다가 저녁 식사를 하고 나서 다시 피곤해집니다.

이런 증상들을 가지고 있으면서, 오랜 스트레스로 심리적·육체적으로 고생해온 경험이 쌓여 있다면 부신피로증일 가능성이 매우 높습니다. 자신의 증상들로 미루어보아 부신피로증의 가능성이 있다면, 일단 부신을 보호하고 도와주는 영양소들을 보충하는 것이 좋습니다. 이와 동시에 부신에 주는 자극, 심리적·신체적 스트레스를 감소시키는 생활습관과 생각습관을 만들어가야 합니다.

부신호르몬인 스테로이드를 투여하는 것도 고려해볼 수 있지만, 앞서 말한 것처럼 스테로이드는 양날의 검입니다. 잘못 쓰면 오히려 부신의 기능을 악화시킬 수 있으므로 반드시 전문의와 상의해서 신중하게 사용하는 것이 좋습니다.

——— 몸 네트워크의 자동 시스템

부신 기능을
향상시키는 방법

부신의 기능에 도움이 되는 식이요법과 영양소를 알아봅시다. 먼저 통곡류를 권장합니다. 통곡이란 도정을 적게 한 곡식을 말합니다. 흰쌀보다는 현미, 흰 밀가루보다는 통밀가루로 만든 음식이 좋습니다. 또 설탕이 많은 단 음식을 피해야 합니다. 그 이유는 정제된 밀가루나 설탕과 같이 혈당을 빨리 올리는 음식들은 인슐린을 분비시켜서 일시적 저혈당을 만드는데, 이때 부신이 자극됩니다. 저혈당이 오면 혈당을 조절하기 위해서 부신의 호르몬들이 분비되기 때문입니다. 그러므로 전체 하루 식사량의 약 30~40% 정도는 통곡류를 먹고, 나머지 30~40%는 신선한 채소를 먹는 것이 좋습니다. 고기와 같은 동물성 식품은 10~20% 정도로 하고 나머지 10~20%는 견과류와 과일로 구성하면 좋습니다.

부신피로증인 사람들이 즐겨 먹는 것이 카페인입니다. 카페인의 힘을 빌려 에너지를 유지하려는 건데요. 이는 미래의 에너지를 미리 가져다 쓰는 것과 같습니다. 돈이 부족하면 소비를 멈추고 벌어서 써야 하는데 계속 빌려서 쓰다 보면 결국 파산에 이릅니다. 마찬가지로 에너지가 떨어지면 휴식을 취하면서 다시 충전해야 하는데, 카페인의 힘으로 미래의 에너지를 계속 가져다 쓰면 결국 번아웃(burn-out)이 되고 마는 거죠. 그러므로 카페인도 끊는 것이 좋습니다.

추가적으로 부신 기능을 도와주는 영양소들을 보충합니다. 대표적인 것이 역시 비타민C입니다. 1928년 닥터 알버트는 돼지의 부신에서 비타민C를 처음으로 분리해냈습니다. 사람의 몸에서는 비타민C를 만들어내지 못하지만, 동물들은 비타민C를 자체적으로 만들어냅니다. 그렇게 만들어진 비타민C는 주로 부신의 작은 혈관들을 건강하게 유지해주는 역할을 합니다. 그러므로 비타민C는 부신에 매우 중요한 영양소입니다.

그 밖에도 비타민B5, 비타민A, 비타민D와 마그네슘, 아연도 부신 기능에 중요합니다. 또 티로신과 같은 아미노산도 마찬가지입니다. 허브 중에는 감초와 가시오가피가 부신 기능 향상에 도움이 됩니다. 신경 안정에 도움을 주는 오메가3지방산도 꼭 함께 먹어야 합니다.

약해진 부신 기능을 정상화시키는 과정은 길고 험합니다. 음식을 조절하고 필요한 영양소를 충분히 섭취하는 것 이외에도 해야 할 것들이 많죠. 부신이 피로해진 이유가 평소 생활습관뿐 아니라 심리적 스트레스와 관련이 많기 때문입니다. 지속적인 심리적·육체적 스트레스를 받고 있다면 치료는 거의 불가능합니다. 반드시 생활습관을 바꿔주고 스트레스 관리 전략을 함께 짜야 합니다.

치료가 되는 과정에서 좋아지다가 다시 나빠지기도 합니다. 그 이유는 생활 속에서 스트레스로 작용하는 사건들이 발생되기 때문입니다. 그러나 인내심을 가지고 꾸준한 식이요법과 영양소 보충을 하면서 몸과 마음을 편안하게 만들어주기 위한 노력을 해나간다면 분명 부신 기능은 회복될 것입니다. 심리적 스트레스를 관리하는 것은 결코 쉬운 일이 아니지만, 여러 가지 노력으로 얼마든지 조절이 가능합니다.

Part 2 _____

질병을 이기는 몸 _____

04

내 몸의 공기청정기
폐

소리 없이 다가오는 조용한 암, 폐암. 사람들이 폐와 관련해 느끼는 가장 무서운 질병입니다.

폐암에 대한 두려움이 큰 이유는 흡연과 같은 직접적인 노출 없이도 발병이 계속 증가한다는 점입니다. 실제로 국내 폐암 환자의 30%는 비흡연자이고, 그 추세는 증가하고 있습니다. 미세먼지, 조리 매연, 라돈 등 환경물질들이 증가하면서 폐에 유해한 환경이 조성되고 있기 때문입니다.

또한 신종 코로나19의 사례에서 볼 수 있듯이 바이러스 등 미생물에 의한 감염성 폐렴도 증가할 것으로 보여, 이제는 폐 건강을 위한 예방과 관리가 필수입니다. 흔히 나타나는 호흡곤란과 같은 증상부터 폐렴의 전조 증상까지, 폐에 대해 인식하고 있어야 할 주요 증상과 그에 따른 질환에 대해 알아보겠습니다.

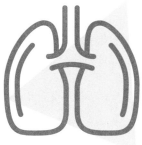

촉촉한 점막이 ——
폐를 지킨다 ——

아침에 일어나면 오늘의 미세먼지 상태를 확인하는 것이 이제는 일상이 되어버렸습니다. 이 땅에 살고 있는 이상 누구도 미세먼지로부터 자유로울 수 없기 때문에, 폐 건강을 지키는 일이 그 어느 때보다도 중요해졌지요.

호흡을 통해 들어온 바깥 공기는 기관지를 따라 폐포(허파꽈리)로 들어갑니다. 폐포는 기관지 끝에 달린 작은 주머니 형태의 구조물이죠. 폐포에 연결된 폐의 모세혈관으로 산소를 혈액에 실어주고, 반대로 혈액에 실려 온 이산화탄소를 내쉬는 공기로 이동시키는 기능을 합니다. 이 가스 교환을 통해 우리 신체 곳곳의 모든 세포에 산소가 공급됩니다.

기관지를 통해 폐포로 들어오는 수많은 먼지와 미생물들을 방어해주는 것이 바로 호흡기의 '점막'입니다. 콧속에는 축축한 점액과 잔털이 있습니다. 기관과 기관지 안쪽 벽에도 점액과 많은 털이 있습니다. 점막은 이렇게 끈끈한 점액질로 덮여 있는 세포들로 구성되어 있습니다. 이는 외부로부터 들어오는 세균, 집 먼지, 미세먼지 등을 흡착하여 체내로 침입하지 못하도록 방어해줍니다. 그리고 점액 속에는 면역항체로 알려져 있는 면역 글로불린(immunoglobulin)이 있어 항균 기능도 어느 정도 합니다.

이 촉촉한 점막이 건조해지면 점액질의 두께가 얇아지면서 '섬모운동'이 감소합니다. 섬모란 점막세포가 가지고 있는 아주 작은 갈고리 모양의 구조물입니다. 섬모들은 마치 빗자루질을 하듯 이 물질들을 쓸어내는데, 이것이 바로 섬모운동입니다. 기관지는 폐를 보호하기 위해 끊임없이 청소를 하고 있는 셈이죠. 이때 점액질이 건강하지 못하면 섬모운동이 약해지게 됩니다.

그래서 적절한 수분 공급과 습도 유지가 기관지 점막 건강에 매우 중요합니다. 늘 촉촉한 점액질을 유지해야 폐를 보호할 수 있기 때문입니다. 점막의 습도를 유지하기 위한 가장 간단하고 쉬운 방법은 '충분한 수분 섭취'입니다. 물을 충분히 마셔주는 것만으로도 기관지 점막이 건조해지는 것을 어느 정도 예방할 수 있습니다. 실내 습도와 온도에도 신경 써야 하는 것은 물론입니다. 시중에서 온습도계를 저렴하게 구입할 수 있으니 구비해서 온습도를 체크하는 것이 좋습니다. 가장 적절한 온도는 20℃, 습도는 50~60%입니다. 온도와 습도가 그 이상 올라가면 집 먼지 진드기와 곰팡이가 잘 자랄 수 있는 환경이 되어 알레르기가 발생할 수 있습니다. 만성 심장 질환이나 호흡기 질환 환자가 있을 경우 적절한 실내 온도는 26℃, 습도는 40~50% 정도입니다.

초미세먼지에 대처하는 우리의 자세

문제는 아주 작은 초미세먼지입니다. 초미세먼지는 기관지 점막으로 막아낼 수 없습니다. 너무 작아서 바로 폐포 안으로 날아 들어올 수 있기 때문이죠. 이는 혈액을 타고 온몸으로 퍼져 염증반응을 일으킬 수 있고, 심지어 뇌로 침투할 수도 있습니다. 우리 몸속 다양한 장기에 나쁜 영향을 미칠 수 있는 것입니다.

특히 최근 한 연구를 통해 초미세먼지가 우울이나 초조, 신경정신행동 증상을 더욱 악화시키는 것으로 나타났습니다. 그중에서도 알츠하이머병 환자에게 큰 영향을 미친 것으로 나타났지요. 가천대 길병원 정신의학과와 서울대 보건환경연구소 등이 인지장애 환자와 보호자 645명을 대상으로 조사한 결과, 초미세먼지 농도가 입방미터당 8.3μg(마이크로그램) 증가할 경우 환자들의 신경정신행동 증상이 16.7% 악화되었습니다. 또 치매 전 단계인 경도인지장애 환자의 경우 40.7%가 나빠졌습니다. 한국형 치매행동평가척도를 이용해 조사된 이번 연구는 세계적 저널인 〈사이언스 오브 더 토탈 인바이러먼트(Science of the Total Environment)〉 최신호에 게재됐습니다.

피할 수 없는 미세먼지지만, 조금이라도 피해를 막을 수 있는 방법을 몇 가지 알아봅시다. 당연한 말 같지만 미세먼지가 심한 날은 외출을 삼가는 것 말고는 뚜렷한 답이 없습니다. 하지만 불가피하게 외출할 일이 있다면 성능이 검증된 마스크를 사용하는 것이 유일한 대책입니다. 그런데 특이한 점은 세계적으로 마스크 착용을 권하는 나라는 우리나라와 싱가포르뿐이라는 점입니다. 그나마 싱가포르는 국내 기준(초미세먼지 $36\mu g/m^3$ 이상)보다 훨씬 높은 $250\mu g/m^3$ 이상일 경우 마스크가 효과가 있다고 언급합니다.

최근 국내에서도 마스크 착용이 미세먼지 차단에 효과가 있는지 의문을 제기하는 목소리가 높아졌습니다. 오히려 정부에서 권장하는 보건용 마스크는 일부 사람들에게 더 해로울 수 있다는 주장이 나오기도 했죠. 만성 호흡기 질환자나 심장 질환자, 노약자 등에게는 산소 호흡량을 감소시켜 건강에 더 안 좋을 수 있다는 것입니다. 뭘 어쩌라는 건지 참 난감합니다. 이 경우는 환자의 폐 기능 상태에 따라 판단해야 할 듯합니다. 마스크를 쓰는 것이

미세먼지로부터 심장과 폐를 보호하는 것은 확실하기 때문에, 주치의와 상의하면서 심폐기능과 그 장단점을 고려하여 마스크를 어떻게 사용해야 할지 결정해야 한다고 생각합니다.

미세먼지가 심할 때 실내 환기에 대해서 묻는 분들도 많습니다. 창문을 열어 환기하면 외부 미세먼지를 내부로 들어오게 만들어 오히려 해롭다고 여길 수 있지만, 환기를 하지 않으면 외부보다 내부의 미세먼지가 더 증가할 수도 있습니다. 따라서 미세먼지 농도가 비교적 높은 출퇴근 시간을 피해서 적어도 3~4시간에 한 번 환기하는 것이 좋습니다. 공기청정기는 먼지를 필터링하는 것일 뿐 산소를 공급해주지 않습니다. 공기청정기를 작동하는 것도 중요하지만, 환기를 30분 정도 하는 것도 매우 중요합니다.

음식 조리 후 환기도 필수 사항입니다. 음식 조리 후에 환기를 안 하는 것은 폐를 위해 금연하고도, 더 심하게 폐를 못살게 구는 것이나 다름없습니다. 외출 후 집에 돌아와 얼굴과 손을 깨끗이 씻는 것도 잊지 말아야 하고, 물과 비타민C가 풍부한 채소와 과일을 섭취하는 것도 폐 건강에 이로운 습관입니다.

폐렴과 천식,
그리고 폐결핵

2020년 초부터 신종 코로나19 바이러스가 전 세계적으로 문제를 일으키며 우리 사회가 큰 홍역을 앓았습니다. 폐렴에 관해 그 어느 때보다 관심이 커진 상황이었는데요. 여기서 폐렴에 대해 제대로 알고 넘어갈 필요가 있을 것 같습니다. 폐렴은 비슷한 질환으로 인식되는 천식과 어떤 차이가 있을까요? 또 폐결핵은 무엇이 다른 걸까요?

폐렴과 천식은 둘 다 기침하는 증상이 같지만 그 원인이 다릅니다. 폐렴은 말 그대로 폐에 염증이 생기는 것입니다. 염증의 원인은 코로나19 바이러스처럼 외부로부터 들어온 바이러스 또는 박테리아, 곰팡이와 같은 미생물 때문입니다. 그래서 발열과 함께 가래를 동반한 기침이 주된 증상으로 나타납니다. 언뜻 보면 심한 감기와 증상이 비슷한데요. 하지만 감기는 아직 폐까지 염증이 가지 않은 상태입니다. 즉, 호흡기의 시작인 목 부위와 기관지가 시작되기 전 부분의 염증인 것이죠. 그래서 감기를 의학 용어로 '상기도(上氣道) 감염'이라고 부릅니다.

감기에 의한 염증이 거기서 끝나지 않고 점차 하기도(下氣道) 쪽으로 내려가면 문제가 생깁니다. 기관지염에서 폐렴으로까지 진행될 수 있기 때문입니다. 어린아이들의 경우, 감기 증상이 심해져 폐렴으로 발전하는 일이 흔한데 그게 바로 염증이 아래로 번진 상황입니다. 폐렴에 걸리면 폐포까지 염증이 생겨 가래가 고이고, 청진을 해보면 숨을 쉴 때 폐포에서 물방울 소리 같은 것이 나기도 합니다. 폐렴은 흉부 엑스레이를 통해 폐포에 가래가 모여 있는 모양을 보고 진단할 수 있습니다. 이쯤 되면 미생물을 죽이기 위한 항생제나 항바이러스제 치료가 꼭 필요한 상황이 됩니다.

반면에 천식은 다릅니다. 바이러스와 같은 미생물에 의한 감염이 아니고, 일종의 알레르기 질환이죠. 즉, 폐 속에 있는 기관지들이 예민해져 좁아지는 현상입니다. 물론 알레르기도 염증반응을 일으킵니다. 하지만 미생물 감염에 의한 염증반응과는 다릅니다. 그래서 발열이 잘 나타나지 않는 것이죠. 대표적 증상은 기침과 호흡곤란입니다. 폐렴과 다르게 가래 없이 마른기침을 주로 합니다. 기관지가 알레르기반응으로 붓고 수축되어 좁은 공간으로 공기가 통과해야 하기 때문에 숨이 찹니다. 그래서 청진을 하면 좁은 통로로 공기가 빠져나가는 '쌕쌕'거리는 소리가 들립니다. 이것을 '천명'이라고 하는데, 천식 진단에 아주 중요한 단서가 됩니다.

천식 진단은 흉부 엑스레이보다 폐 기능검사가 더 정확합니다. 또는 천식 유발검사를 하기도 하죠. 천식이 있으면 기관지가 예민해져 자극에 의해 쉽게 좁아집니다. 천식 환자들을 대상으로 폐 기능검사를 하여 폐활량을 측정해보면 이들의 기관지는 확실히 좁아져 있는 양상을 보이고요. 여기에 기관지 확장제를 투여하면 폐활량이 다시 좋아지는 것을 볼 수 있습니다. 또 평소에는 천식이 없다가 자극이 있을 때만 천식 증상이 생기는 환자인 경우, 일부러 기관지 수축제를 투여한 후 폐 기능검사를 하기도 합니다. 천식은 폐렴과 원인이 다르므로 치료도 다릅니다. 알레르기 원인을 줄이기 위한 노력과 함께 기관지 확장제와 알레르기 약들을 주로 사용합니다.

마지막으로 폐결핵은 무엇일까요? 폐의 염증이라는 점에서는 폐렴과 같지만 균주가 특별합니다. 결핵균은 일반적인 세균과 달라서 감염력이 매우 강하고, 치명적인데요. 일반적인 항생제에 반응하지 않고, 아주 특별한 약들을 조합해서 오랜 기간 꾸준히 복용해야만 치료가 됩니다. 결핵균이 인체에 침투하면 약 85%가 폐에서 염증을 일으키고, 혈류나 임파선을 따라 온몸으로 퍼져 어느 장기에 결핵에 의한 염증을 일으킬 수 있습니다. 결핵은 기침, 콧물, 가래에 의해 공기로 전염될 수 있어 세계 모든 국가가 결핵 퇴치를 위해서 힘쓰고 있습니다.

다행히 결핵균 백신이 개발되어 있어 모든 국민이 기본 접종을 받습니다. 이것이 바로 그 유명한 'BCG 백신'입니다. 우리나라에서는 생후 4주 이내에 BCG접종을 하지요. 국내 결핵 환자 수는 1960년에 약 80만 명에 이르렀고, 근래 들어 그 수가 점차 감소하여 2010년에는 약 17만 명 정도로 파악되고 있습니다. 그러나 실제로는 감염자 수가 더 많을 것으로 추정합니다. 매년 약 3만 5,000명의 환자가 발생하고 그중 약 2천여 명이 사망한다는 보고도 있습니다. 그만큼 결핵은 아직 주의하고 신경 써야 할 질환입니다.

숨이 답답한 호흡곤란, 폐렴일까?

숨 쉬기가 불편하고 호흡에 좀 이상이 느껴지면, '혹시 폐렴일까?' 하고 덜컥 겁을 먹기 쉽습니다. 특히 요즘같이 폐렴이라는 질환에 대한 공포감이 올라간 때라면 더욱 그럴 수 있습니다. 사실 호흡곤란은 증상에 따라 나타날 수 있는 질환이 여러 가지이고 애매하기 때문에, 먼저 호흡곤란에 대한 원인을 정리해보는 것이 우선입니다. 그리고 그에 따라 자가진단 할 수 있는 확인사항들을 몇 가지 이야기해보려고 합니다.

호흡곤란이 일어날 수 있는 질환을 보면 천식, 만성 폐쇄성 폐 질환, 심부전, 협심증 등이 있습니다. 즉, 심장의 기능이 안 좋아도 호흡곤란이 생길 수 있다는 이야기죠. 의외로 빈혈이나 갑상선기능항진증도 호흡곤란을 동반할 수 있습니다. 폐에 공기가 차는 기흉 또는 혈액이 차는 혈흉 같은 급성 질환에서도 호흡곤란이 나타납니다. 그 외에는 심리적으로 불안하거나 약간 공황장애가 있어도 호흡곤란이 올 수 있습니다.

일단 스스로 5가지 정도의 질문을 하며 확인해볼 수 있습니다.

첫 번째는 임상적으로 문제가 있는 호흡곤란인지 확인하는 겁니다. 그냥 '답답하다' 정도가 아니라, '계단을 오르기가 힘들다' 또는 '촛불을 못 끌 정도로 숨이 찬다' 또는 '일상생활을 하는 데 지장을 줄 정도로 호흡이 찬다' 정도면 임상적인 호흡곤란이라고 볼 수 있습니다.

간혹 심리적으로 약간 불안해도 숨 쉬는 것이 답답해질 수 있는데, 이 경우를 호흡곤란이라고 착각할 수 있습니다. 그럴 경우는 몇 시간 후의 상태를 보면 됩니다. 조금 시간이 지난 후에 숨 쉬는 것이 답답하거나 불편하지 않다면, 이 경우 호흡곤란이 아닙니다. 하지만 지하철역 계단을 올라가는데 평소와 다르게 숨이 너무 찬다든지, 일상적으로 왔다 갔다 하는 길에서 숨이 찬다면 이는 폐에 문제가 생겼을 가능성이 높습니다.

두 번째는 흉통이나 가슴 압박감이 있는지를 확인해보는 겁니다. 호흡곤란과 함께 흉통, 가슴 압박감이 느껴진다면 이것은 심부전이나 협심증일 가능성이 높습니다. 심장 질환이 의심되기 때문에 반드시 빨리 병원을 찾아 검사를 받아야 합니다.

세 번째는 열이나 몸살기, 기침, 가래가 함께 있는지 확인하는 것입니다. 이런 증상들과 호흡곤란이 같이 왔다면, 이때 폐렴일 가능성이 높습니다. 특히 연세가 많으신 분들이나 면역력이 약해져 있는 분들은 열이 없어도 폐렴이 생길 수 있기 때문에, 기침이나 가래가 동반되는지를 면밀히 살피고 병원을 찾는 것이 좋습니다.

네 번째는 입술이 파래지고 숨을 쉴 때 '쌕쌕'거리는 소리가 난다면 만성 폐쇄성 폐 질환이나 천식을 의심해볼 수 있습니다.

다섯 번째는 부종이 생기거나, 누워 있을 때 숨이 차는지 확인해보세요. 걷거나 앉아 있을 땐 괜찮은데 누워 있을 때 유독 숨이 찬다면, 이때는 폐부종일 가능성이 있습니다. 폐부종은 심장에 심부전, 또는 콩팥에 신부전이 있을 때 생길 수 있습니다.

다시 한번 강조해야 할 주의점은 호흡곤란은 폐렴의 한 증상으로 흔하게 나타날 수 있습니다. 그렇기 때문에 호흡곤란과 열, 기침, 가래 등이 동반될 경우에는 단순히 증상만으로 확인하기 어려우니 병원을 방문해서 흉부 사진을 찍어보거나, 심한 경우에는 흉부 CT를 찍어 확실하게 진단을 받는 것이 필요합니다.

담배와 폐에 관한
오만가지 생각 ——————
—————

폐암은 암 발병률 4위, 사망률에 있어서는 단연 1위입니다. 매년 2만 5,000여 명의 환자가 생기고 1만 8,000여 명 정도가 사망하죠. 짐작했겠지만 남성 폐암 환자들 가운데 70%가 흡연자일 정도로 폐암 발명의 가장 큰 원인이 '흡연'입니다. 그런데 항간에 오랜 시간 담배를 피우다 금연한 사람의 폐는 금연 후에도 회복될 수 없다는 설이 있었습니다. 이미 손상된 폐 기능이 단숨에 회복될 수 없고, 심지어는 금연 후에도 폐 기능이 비흡연자보다 더 빨리 악화될 수밖에 없다는 사실에 기인한 것이죠.

그런데 최근 영국 BBC 방송은 과학저널 〈네이처(Nature)〉를 인용해, 40년 동안 줄담배를 피워온 사람도 지금 당장 담배를 끊으면 손상된 폐 기능이 회복될 수 있다는 소식을 전했습니다. 영국과 일본 연구진 21명이 일단 금연하기만 하면, 폐가 흡연으로 인한 암 유발 변이를 고칠 수 있는 능력을 지니고 있다고 발표한 것인데요. 이들은 흡연에 따른 손상을 피한 소수의 세포들이 폐를 회복시킬 수 있다는 점을 발견했고, 이 사실을 40년 동안 매일 한 갑의 담배를 피운 환자들에게서도 확인했습니다. 심지어 금연한 사람들의 세포 40%는 한 번도 담배를 피우지 않은 사람들의 세포와 똑같아 보일 정도였다고 합니다. 쉽게 말해 담배를 피우다 담배를 끊으면, 바로 다음 날부터 폐가 회복 과정에 들어선다는 말입니다.

물론 연구 논문 한 편으로 진실이라고 단정하기에는 아직 추가 연구가 필요해 보입니다. 그러나 최소한 30~40년 이상 담배를 피워온 '골초'로서 금연을 계획 중인 분들에게 희망적인 뉴스가 아니겠습니까? 연구 논문이 어쨌건 담배는 끊는 것이 좋겠지요. 담배를 끊으면 최소한 누적되던 흡연 잔해가 더 이상 쌓이지는 않기 때문입니다. 피부를 위해서라도, 각종 암과 뇌졸중, 심장마비를 예방하기 위해서라도 금연은 필수입니다.

일반 담배보다 해롭지 않다고 알려진 '전자 담배'라고 예외는 아닙니다. 영국 과학기술위원회 등 여러 연구를 통해 전자 담배가 일반 담배보다 독성물질인 타르와 일산화탄소가 적다는 이야기가 퍼지며 많은 흡연자들이 전자 담배를 선택했습니다. 하지만 전자 담배 역시 폐암을 일으키기는 마찬가지라는 연구 결과가 꾸준히 발표되고 있습니다. 미국 뉴욕대 연구팀이 쥐 40마리를 대상으로 하루 4시간씩 52주 동안 전자 담배 연기에 노출하는 실험을 했습니다. 그 결과, 22.5%(9마리)에서 폐선암이 나타났다고 합니다. 폐선암이란, 폐에 생긴 악성종양의 일종입니다. 전자 담배와 일반 담배 중 뭐가 덜 해롭고 더 해로운지 판단할 수 없는 상황이지만, 둘 모두 폐에 유익할 일은 확실히 없습니다.

앞서 언급했지만 비흡연자라고 폐암으로부터 안전한 것은 아닙니다. 비흡연자인 여성 폐암 환자가 꾸준히 늘고 있는 것만 봐도 알 수 있죠. 폐암의 원인으로는 흡연 외에도 간접흡연이나 석면, 라돈가스, 대기오염 등 주변 환경 노출에 의한 것도 있고 석재가공 등 특정 직업의 작업 환경에 의한 것도 있습니다. 폐암학회 연구위원회가 비흡연 여성 폐암 환자를 대상으로 한 설문조사에 따르면 육체적 피로나 스트레스, 주방 내 연기 정도나 기름 사용 빈도, 간접흡연, 현장 직업 정도가 다른 환자들과 차이를 보이는 것으로 나타났습니다. 출산 자녀나 음주 횟수, 주거 환경, 암 가족력 등은 차이가 없었죠. 또 인구 고령화도 비흡연 여성 폐암 발병률에 미치는 중요한 원인 중 하나입니다. 담배를 피우지 않는 여성들의 경우 유방암, 자궁암 같은 여성 질환에 비해 상대적으로 폐암에 대한 인식이 부족한 것이 사실입니다. 비흡연자라도 조기검진 등을 통한 폐 질환 관리를 반드시 해야 합니다.

엑스레이 한 장으로
안심하지 마라

가장 기본적인 폐 검사는 대부분 경험해봤을 흉부 엑스레이 촬영입니다. 이 한 장의 사진으로 폐와 관련된 여러 가지 정보를 알 수 있습니다. 엑스레이 촬영은 폐결핵, 폐렴, 폐농양, 늑막염뿐만 아니라 폐암 진단에도 큰 도움이 됩니다. 매우 간단하고 저렴한 검사이므로 국민건강보험공단에서는 1년에 한 번씩 기본 검진에 포함시키고 있습니다.

그런데 문제는 엑스레이 촬영에서 정상으로 나온다고 하더라도 불과 몇 개월 사이에 폐암 진단을 받는 경우가 있다는 것입니다. 이는 오진에서 비롯된 것이라기보다는 폐암의 발전 속도가 매우 빠르기도 하고 흉부 엑스레이 한 장으로 폐암을 완벽하게 진단하는 것이 불가능하기 때문에 일어나는 문제입니다. 폐종양이 1cm 이하거나, 심장과 가까운 곳에 숨어 있으면 발견하기 어렵죠. 즉, 흉부 엑스레이는 완벽한 폐암 검진을 위한 것이라면 불충분하다는 말입니다. 그럼에도 모든 국민들에게 1년에 한 번씩 검사를 권고하는 것은, 폐암이 작거나 잘 안 보이는 부위에 숨어 있는 특별한 경우가 아니라면 발견이 가능하기 때문입니다. 이는 공중보건의 입장에서도 매우 중요한 의미를 가집니다.

어쨌든 엑스레이만으로 폐암에 대한 의심을 확실히 풀 수 없다면 '저선량 CT(컴퓨터 단층촬영)'를 추가로 검사해보는 게 좋습니다. '저선량'이란 기존의 진단용 CT보다 방사능 피폭량이 10분의 1로 줄어든 촬영 방법을 이릅니다. 하지만 어디까지나 오랜 흡연 경력을 가졌거나, 가족력 보유자, 생선구이 음식점 종사자 등 폐암 고위험군에 속한 사람들에게 필요한 검사입니다. 다음은 구체적으로 저선량 CT검사를 한 번쯤 받아보아야 할 고위험군입니다.

- 30년 이상 매일 한 갑씩 담배를 피운 50대 이상 흡연자
- 55세 이하지만 폐암 가족력이 있거나, 결핵을 앓은 적이 있는 사람
- 생선, 고기 등 숯불구이 음식점에서 연기에 노출된 주방/서빙 종사자
- 석면, 비소, 니켈 등 분진이 많이 발생하는 환경에서 지속적으로 근무하는 종사자

05

흔히 대담하거나 무모한 사람의 행동을 보며 '간이 부었다', '간이 크다'라는 말을 하곤 합니다. 그런데 이 뜬금없어 보이는 말들이 의외로 의학적 사실을 포함하고 있다는 것을 아시나요?

우리 몸 전체의 해독과 영양을 관장하는 장기가 간인데, 간성 뇌증이나 알코올 중독 등 질병에 노출될 경우 정상의 간보다 붓게 됩니다. 이럴 경우 헛소리와 과대망상과 같은 증상이 나타나게 되지요. 추정컨대 이런 상황에서 나온 말들이 아닌가 싶습니다. 어쨌든 간과 관련한 이런 말들은 역설적으로 간이 우리 몸에서 얼마나 중요한지 보여줍니다.

간의 대표적 역할인 해독에 관한 이야기, 그리고 간 질환과 관련된 중요한 개념들을 짚어보겠습니다.

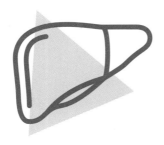

간이 해독하는 방법 ——————

간의 대표적 기능은 '해독'입니다. 그래서 간 기능이 약해지면 우리 몸은 여러 가지 독소물질에 노출됩니다. 그 대표적인 증상이 피로입니다. 피로의 원인이 100% 간은 아니지만, '피로는 간 때문이야'라는 말이 괜히 나온 건 아닙니다.

간은 해독 외에도 우리가 먹는 영양소들을 분해, 저장, 합성하는 역할도 합니다. 탄수화물, 지방, 단백질과 같은 영양소들은 음식을 통해 위장관으로 들어와 소화된 후에 혈액으로 스며듭니다. 이렇게 혈액으로 스며든 영양소들이 1차적으로 모이는 곳이 바로 간입니다. 이때 영양소들이 모여서 간으로 들어가는 문이 '간문맥'이고요. 간문맥을 통해 간으로 들어온 영양소들은 여러 가지 화학반응을 거치며 분해되었다가 다시 다른 형태로 만들어지는 복잡한 대사 과정을 겪게 됩니다.

그중 대표적인 것이 '글리코겐(glycogen)'입니다. 글리코겐은 에너지를 저장하는 물질이죠. 글리코겐으로 저장된 에너지 물질은 신체가 필요로 할 때 활동을 시작합니다. 글리코겐을 포도당으로 바꿔 혈당을 유지하고, 이 당분은 세포 안에서 에너지를 만드는 원료가 됩니다. 글리코겐의 원료는 탄수화물, 지방, 단백질 등의 영양소들입니다. 이 영양소들이 포도당, 아미노산 등으로 분해된 후에 간에서 1차적으로 글리코겐으로 합성되어 저장됩니다. 이때 저장되는 방식이 반드시 글리코겐 형태만 있는 것은 아닙니다. 간에서 과잉된 영양소들은 지방으로 저장되는데, 지방뿐 아니라 탄수화물도 과도하게 많이 섭취하는 경우에는 남는 영양소가 지방의 형태로 저장됩니다. 다이어트를 할 때 탄수화물을 억제하는 것이 중요한 이유입니다. 설탕, 밀가루와 같은 탄수화물들은 결국 몸에서 지방으로 바뀌는 것이죠.

간은 글리코겐과 지방 외에도 필수 비타민이나 미네랄과 같은 영양소들을 저장하고 필요할 때 꺼내 쓸 수 있는 저장 창고 역할을 합니다. 간에 저장이 가능한 비타민은 비타민A, D, B12이며 철, 구리, 아연과 같은 미네랄도 저장이 가능합니다.

간은 또 여러 가지 호르몬 합성에 필요한 단백질을 생성합니다. 원료는 아미노산입니다. 아미노산은 단백질이 분해된 것이고, 아미노산이 다시 모여 뭉치면 단백질이 되는데요. 아미노산의 어떤 종류가 어떤 순서로 뭉치느냐에 따라서 전혀 다른 종류의 단백질이 됩니다. 우리가 섭취한 단백질, 예를 들면 계란, 콩, 소고기 등이 장에서 분해되어 여러 종류의 아미노산이 되고 흡수된 후, 간에서 다시 이 아미노산들을 재배열해 단백질을 만들어냅니다. 이렇게 만들어진 단백질은 하루에 약 15~50g 정도가 됩니다. 대표적인 단백질이 알부민(albumin)입니다. 혈액응고인자들도 단백질로 만들어집니다.

해독의 사전적 의미는 '몸 안에 들어간 독성물질의 작용을 없앰'입니다. 즉, '해독'이라는 화학반응을 거쳐서 화학구조가 일부 바뀌면 독성이 줄어들거나 사라지는 것입니다. 이 화학반응이 얼마나 자유자재로 잘 일어날 수 있는지가 해독의 관건이고, 그 역할을 간이 합니다. 간에서 해독된 물질들은 담즙을 통해 대변으로 배출되거나, 혈액을 통해 신장으로 이동되어 소변으로 배출됩니다.

간에서는 끊임없이 화학반응을 통해 독성을 줄이거나 없애는 과정들이 일어납니다. 이 화학반응, 즉 해독 과정은 크게 1단계, 2단계로 나뉩니다. 각 단계가 차례로 잘 이루어져야만 완전한 해독이 됩니다. 예를 들면 독성물질 '독성A'가 간으로 들어와 1단계 해독을 거치면 '중간B'로 바뀌고 연이어서 중간B는 2단계 해독반응 거쳐 무해한 물질 '최종C'로 바뀝니다. 즉, 독성A가 중간B

로 바뀌는 과정이 1단계 해독, 중간B가 최종C로 바뀌는 과정이 2단계 해독입니다. 이때 중간에 만들어진 중간B도 여전히 독성을 가지고 있습니다. 그래서 중간B가 바로 2단계 해독 과정으로 들어가지 못하는 경우에는 중간B 자체의 독성을 막아주어야 합니다.

그게 가능하려면 여러 가지 영양소들이 필요한데요. 1단계 해독에서는 비타민B군, 글루타치온, 플라보노이드, 아미노산이 필요하고, 2단계 해독에서는 황 화합물, 글루타치온과 여러 가지 아미노산들이 필요합니다. 특히 2단계에서 중간B의 독성을 막아주기 위해서는 비타민A, C, E와 같은 항산화물질이 있어야 합니다. 그 외에 코엔자임 큐텐, 셀레늄, 구리, 아연, 망간과 같은 미네랄들도 중간B의 독성을 없애주는 데 꼭 필요합니다.

눈썰미 있는 분이라면 이쯤에서 영양제를 떠올릴 수 있을 것입니다. 짐작하겠지만, 우리가 먹는 대부분의 피로 회복제의 주성분은 간의 해독 과정에서 필요로 하는 영양소들입니다. 밀크시슬(milkthistle), 글루타치온 같은 보조제 등이죠. 물론 이들이 실제로 효과가 있는지 없는지에 대해서는 논란이 있습니다.

제 생각엔, 이들 영양제가 보통 사람들에게 예방적 차원에서 큰 도움이 될 것 같지는 않습니다. 이 영양제들이 입을 비롯한 소화기를 통과하고 나서 고스란히 간에 전달되기 쉽지 않기 때문입

―――― 해독을 위한 최후의 보루

니다. 간 질환을 앓고 있는 분들에게는 주사제 등을 통한 영양 공급이 더욱 효과가 있습니다. 그렇다고 간을 위한 영양제를 먹지 말라는 것은 아닙니다. 분명 그 기능성을 검증받은 건강기능식품도 있고, 또 좋은 결과를 보는 사람도 있습니다. 그러나 그보다 더 중요한 것은 간에 독소로 작용할 수 있는 음식과 환경을 먼저 피하는 것입니다.

만성 간염 관리가 ——— 간암을 막는다 ———

간암은 간에서 일차적으로 발생한 악성 종양을 말합니다. 우리가 가장 두려워하는 간의 질병이기도 하죠. 다른 기관의 암이 간에 전이되어 발생하는 전이성 간암도 포함합니다. 회식 문화가 발달한 우리나라는 간암 환자 발생률이 세계에서도 매우 높은 수준입니다. 10만 명당 남자는 28명, 여자는 8명 정도로 나타납니다. 사망률은 폐암에 이어 두 번째로 높습니다.

간암은 진행되어도 증상이 거의 없다가 치료가 불가능할 정도로 악성 종양이 퍼진 후에야 증상이 나타나기 때문에 조기 발견이 쉽지 않습니다. 하지만 일부 환자들에게는 복부 오른쪽 위에 통증이 있거나 체중이 감소하는 등의 증상이 나타나기도 합니다. 피로감과 식욕부진이 생기고, 오른쪽 어깨 부위에 통증이 있기도 하죠. 간암 말기에는 간이 정상적인 기능을 하지 못해 황달이 심해지고, 복수가 찹니다. 간 부위 통증이 심해질 뿐 아니라 소화불량이 심해져 먹을 수가 없기 때문에 쇠약해집니다.

간암을 조금이라도 조기에 발견하기 위해서는 자신의 간암 발생 가능성을 따져보는 것이 중요합니다. 간염 바이러스 검사 및 간 기능검사로 간암 발생 위험이 높은지 확인한 후에 검진 대상자로 선정되면, 혈액검사와 간 초음파검사를 하면 됩니다. 다만, 초음파검사에서 간에 물혹이나 혈관종, 농양 등과 같은 '혹'이 발견되었다고 모두 간암은 아닙니다. 따라서 지레짐작으로 판단하는 것보다는 전문의를 찾아 진단을 분명히 받고 치료하는 것이 중요합니다. 강조하지만, 병원은 자주 갈수록 이득입니다.

만성 간염, 간경변 등을 앓고 있다면 6개월 간격으로 초음파검사를 하고, 혈액검사를 통해 간암 관련 수치의 상승 여부를 확인해야 합니다. 간경변증은 간암으로 발전할 가능성이 매우 높기 때문에 간경변증 환자는 간암 고위험군에 속합니다. 만성 B형이나 C형 간염, 과도한 음주, 비만, 간 독성물질 등으로 간에 염증이 생기고 이것이 지속되는 경우에 간경변증이 생깁니다. 우리나라 간경변증 환자들의 원인 질환은 B형 간염 바이러스에 의한 만성 질환이 48~70%로 가장 많고, 알코올성 간경변증, C형 간염 바이러스에 의한 경우가 순서대로 다음 순위를 차지합니다.

간경변증 초기에는 피로감, 식욕부진과 구역질, 복부 불쾌감 등이 있지만, 이런 증상이 간 질환에서만 특별히 나타나는 것은 아니기 때문에 증상에만 의존해서는 안 됩니다. 간경변증 후기에는 눈과 피부에 황달이 생기거나 손바닥에 홍반이 생깁니다. 간에서의 호르몬 대사 이상으로 남성이 여성처럼 가슴이 커진다거나 고환이 작아질 수 있고, 여성은 월경이 불규칙해질 수 있습니다.

결론적으로 간암 예방을 위한 첫 번째 수칙은 간경변으로 이어질 수 있는 만성 B형·C형 간염 관리입니다. 다행스럽게도 이 만성 간염들은 경구 약제로 95% 이상 치료가 가능합니다. 따라서 만성 바이러스 간염 환자는 초기에 경구 약제를 꾸준히 복용해 간암 예방에 중요한 첫걸음을 내딛는 것이 중요합니다.

그리고 당연한 이야기겠지만, 올바른 생활습관 역시 중요합니다. 과음은 간암 발병률을 높이는 중요한 요인이기 때문에 간에 문제가 있다 싶으면 술을 최대한 멀리해야 합니다. 설탕, 과당 등이 다량 함유된 음식도 지방간을 일으키고 간 질환을 악화시킬 수 있으니 주의하세요.

술 한 방울 못 마셔도
지방간이 올 수 있다

성인 기준 3명 중 1명이 걸릴 정도로, 지방간은 흔히 알고 있고 많이 볼 수 있는 간 질환 중 하나입니다. 간에 지방이 과도하게 축적된 상태로, 간 무게 기준 5% 이상의 지방이 쌓이면 지방간이라 진단합니다. 지방간 상태가 지속되면 지방간염, 간경변증으로 발전할 수 있고, 심하게는 간암으로 이어질 가능성이 있기 때문에 지방간에 대한 자각이 필요합니다.

술을 많이 마시는 사람들은 지방간에 대한 경각심이 높은 편인데, 여기서 중요한 점은 술이 지방간 발생의 필수조건이 아니라는 점입니다. 즉, 술과 전혀 관계없이 비만, 당뇨, 고지혈증 때문에도 지방간이 발병할 수 있습니다. 이를 '비알코올성 지방간'이라고 합니다. 알코올성 지방간의 경우 과도한 음주가 원인이므로 술을 줄이거나 금주하는 것이 예방법이겠지만, 비알코올성 지방간의 경우는 어떻게 해야 할까요?

비알코올성 지방간은 비만, 당뇨, 고지혈증과 같이 대사증후군과 관계가 있습니다. 지속된 고열량 섭취로 간의 대사 능력이 초과되면 지방세포가 축적되는데, 이렇게 누적된 지방은 여러 해로운 물질을 생성하여 지방간염, 간경변증 등을 일으킵니다. 쉽게 말해 평소 술을 잘 마시지 않더라도 복부 비만이 있다면 지방간이 생기기 쉽다는 얘기입니다. 국민건강보험공단이 2013년부터 2017까지 비알코올성 지방간 환자를 분석한 결과, 연평균 증가율이 21%로 늘어난 것으로 밝혀졌습니다. 특히 2017년 기준 남성 환자는 3만 551명, 여성 환자는 2만 705명으로 남성 환자 증가율이 47.6% 더 많은 것으로 나타났습니다. 이는 식습관, 운동 부족, 생활양식의 변화로 인한 비만 인구 증가 등과 관련 깊습니다.

　비알코올성 지방간의 경우, 식습관의 변화 등으로 대부분 양호한 경과를 보이지만 일부 환자의 경우는 간경변증, 간암 등의 말기 간 질환으로도 진행될 수 있습니다. 특히 제2형 당뇨병, 대사증후군이 발생할 위험이 높고 관상동맥 및 뇌혈관 질환이 발생하는 경우가 많아 발병 시 철저한 관리가 꼭 필요합니다.

초음파검사 vs. 혈액검사, 뭐가 맞을까?

간검사에는 혈액검사와 초음파검사 두 가지가 있습니다. 혈액검사는 간의 기능을 수치로 나타냅니다. 반면 초음파검사는 간의 모양을 봅니다. 즉, 간세포의 기능을 수치로 보는 방법과 간에 지방이 많이 있는지 또는 간에 종양이 생겼는지를 눈으로 보는 방법, 두 가지가 있는 것입니다.

예를 들면 간에 약 지름 2cm의 종양이 생겼다고 가정해봅시다. 물론 심각한 상황입니다. 그런데 그 종양의 부피는 간 전체 부피의 5%도 안 되는 아주 작은 부분을 차지합니다. 종양이 생긴 원인에 따라 다르겠지만, 나머지 95% 이상의 간세포들은 정상적으로 작동할 수 있습니다. 그렇기 때문에 종양이 있음에도 혈액검사는 정상으로 나올 수 있죠. 혈액검사에서 정상이 나왔다고 해서 '간이 정상이다'라고 결론 내리기 어려운 이유입니다. 따라서 확실한 결과를 알고 싶다면 간검사 시 혈액검사와 초음파검사를 동시에 하는 것이 좋습니다.

오래전 초음파검사 기계가 활성화되기 전에는 의사들이 복부 촉진을 통해 간을 만져보려고 애썼습니다. 그러나 최근에는 간을 만져볼 필요가 없어졌습니다. 초음파검사로 간의 모양을 속속들이 들여다볼 수 있고, 환자 입장에서도 고통이 없이 수월하게 검사할 수 있기 때문입니다.

초음파검사 기계가 발명되고 나서 가장 큰 덕을 본 장기는 바로 간과 담낭입니다. 초음파검사의 원리상 고형의 기관 또는 액체로 가득 찬 곳은 그 모양을 잘 확인할 수 있기 때문입니다. 위,

소장, 대장과 같이 공기(기체)가 차 있는 기관은 초음파검사로 확인이 불가능합니다. 그래서 소화기기관들은 '내시경검사'를 하는 것입니다.

간 초음파 검사를 하면 담낭의 모양까지 확인이 가능합니다. 그런데 담낭의 모양을 잘 보기 위해서는 담즙이 담낭 안에 가득 찬 상태에서 검사를 해야 합니다. 건강검진 시 공복을 유지한 후 검사를 하는 이유가 바로 이것입니다. 음식물이 들어가면 담낭 안의 담즙이 빠져나가기 때문에 담낭 벽의 모양 등을 자세히 보기 어렵기 때문이지요.

06

생명의 시작과 끝
심장

심장은 혈액을 우리 몸 구석구석에 공급하는 연료 펌프입니다. 그래서 심장이 뛰기 시작한 그때가 생명의 시작이고, 심장이 멈추는 순간이 우리 생명의 끝이 됩니다.

그런데 심장은 뇌와 연결되어 감정에도 작용합니다. 설렘의 순간, 우리의 심장박동은 요동치지요. 심장은 혈액을 공급하는 것만이 아닌, 감정을 나누기도 하는 참 이상한 기관입니다.

심장은 보통 1분에 72회 정도 뛰고 5L의 혈액을 온몸으로 보내며 쉬지 않고 하루에 10만 번 이상 뜁니다. 심장은 우리가 태어나기 전부터 일하기 시작했습니다. 난자와 정자가 만나 수정이 되고 약 9주가 지나면 그때부터 심장의 발생이 진행되기 때문입니다.

이 챕터에서는 심장이 심하게 두근거리거나 가슴 통증이 느껴지는 등 이런 증상들을 통해 몸이 보내는 시그널, 그리고 고혈압과 관련된 여러가지 질환과 문제들을 살펴보겠습니다.

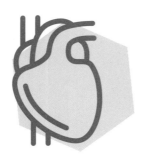

눈에 보이는 정맥, ———
손에 잡히는 동맥 ———

심장은 우리 온몸의 조직에 산소와 영양분을 공급하는 엔진입니다. 뇌, 폐, 간, 신장 등 신체에 중요한 모든 장기들이 제대로 일을 하기 위해서는 심장과 연결된 동맥을 통해 산소와 각종 영양소를 공급받아야 하죠. 그 매개체 역할을 하는 것이 바로 '혈액'입니다.

심장에서 뿜어진 혈액은 동맥을 따라 각각의 장기로 들어갑니다. 장기 내 조직으로 혈액이 들어갈 때는 비교적 두꺼운 동맥을 타고 들어가지만, 조직에서는 모세혈관이라는 아주 가는 혈관을 통해 혈액이 스며듭니다. 조직들은 공급된 산소와 영양분을 받아 사용하고, 그 후 만들어진 노폐물을 다시 혈액에 담아서 내보냅니다. 그 혈액을 받아내는 혈관이 바로 정맥이지요. 온몸에서 나온 혈액은 정맥을 타고 다시 모여서 심장으로 들어갑니다. 이렇게 심장에서 나온 혈액은 동맥에서 모세혈관으로, 그리고 정맥을 통해서 다시 심장으로 돌아오는 '순환' 과정을 거칩니다. 대학병원에 가면 볼 수 있는 '순환기내과'가 하는 일이 바로 심장과 혈관에 관련된 진료입니다.

손등의 혈관을 자세히 살펴볼까요? 대체로 손등에서 손가락 사이로 가지처럼 뻗어 있는 푸른색 혈관이 보입니다. 그 푸른색 혈관이 바로 정맥입니다. 몸의 장기와 조직에서 나온 혈액을 모아서 다시 심장으로 보내는 혈관입니다. 반대로 심장에서 장기로 혈액을 보내는 동맥은 정맥보다 조금 더 심부에 위치하고 있어 눈에 보이지 않죠. 대신 손으로 만져볼 수는 있습니다. 손목 안쪽에 손을 대고 맥박을 느껴보시죠. 심장박동과 똑같은 리듬으로 뛰고 있는 혈관이 느껴질 겁니다. 그것이 바로 동맥입니다.

동맥과 정맥은 혈액의 색도 다릅니다. 건강검진에서 혈액검사를 할 때 혈액을 채취하는 혈관은? 네, 정맥입니다. 검사를 할 때 주사기에 차오르는 혈액의 색을 본 적이 있다면 알겠지만, 정맥혈은 검붉은 색에 가깝죠. 반면 동맥혈의 색은 아주 밝은 선홍색입니다. 동맥혈에는 산소가 많고 이산화탄소가 적기 때문입니다. 반대로 정맥혈에는 산소가 적고 이산화탄소가 많습니다. 일반적인 혈액검사에서는 동맥혈을 사용하지 않지만, 때때로 동맥혈의 산소포화도를 확인할 경우가 있는데 그러한 경우는 보통 의사가 직접 혈액을 채취합니다. 눈에 보이지 않는 혈관을 맥박으로만 잡아서 혈액을 채취해야 하기 때문입니다.

여기서 한 가지 궁금증이 생기실 겁니다. 산소가 적은 정맥혈이 심장으로 들어가서 다시 동맥을 타고 나올 때는 어떻게 산소가 많은 상태로 바뀔 수 있을까요? 그 이유는 심장으로 들어온 정맥혈이 다시 다른 순환을 한 번 거치기 때문입니다. 바로 '폐순환'이죠. 심장으로 돌아온 혈액은 폐로 들어가서 호흡을 통해 들어온 산소를 받아들입니다. 그렇게 산소를 가득 머금은 혈액은 다시 심장으로 돌아온 후 동맥을 타고 온몸으로 퍼져나갑니다. 그래서 심장에는 몸에서 들어오는 정맥혈을 받는 방과 몸으로 동맥혈을 뿜어내는 방 이외에 폐와 연결된 방이 2개 더 있는데요. 이렇게 4개의 방을 가진 심장은 전신순환과 폐순환을 통해 온몸에 산소를 공급하고 있습니다.

갑작스럽게 심장이 두근거리는 이유 ———

지금 심장이 뛰는 게 느껴지십니까? 정상적인 사람이라면 평소에 심장이 뛰고 있다는 것을 못 느끼고 살아갑니다. 그런데 가끔 심장이 두근거리는 게 느껴질 때가 있습니다.

성인의 경우, 심박수가 100회 이상이 되면 두근거림을 느낍니다. 심장을 빨리 뛰게 한 심리적인 이유가 있거나 갑자기 격한 운동을 했을 때죠. 이러한 외부적 요인이 없는데 심장이 뛰는 게 느껴진다면, 심장박동에 문제가 있을 수 있습니다. 특히 심박수가 너무 빨라지거나 두근거림을 호소하는 경우, 부정맥을 의심해볼 수 있습니다. 부정맥이 발생하면 심장박동이 두근거림이나 덜컹거림으로 나타나 불쾌하게 느껴지며, 혈액을 방출하는 심장의 기능이 저하되어 혈액량이 감소함으로 인해 호흡곤란, 현기증, 실신 등이 나타날 수 있습니다. 부정맥은 심전도검사를 통해 확인합니다.

부정맥은 심박수가 너무 빠른 '빈맥'과 너무 느린 '서맥'이 있습니다. 빈맥은 규칙적인 빈맥과 불규칙적인 빈맥으로 구분되고요. 빈맥이 심실에서 생겨날 경우에는 심실세동(심장박동에서 심실의 각 부분이 무질서하게 수축하는 상태)으로 진행될 수도 있는데, 이것은 심정지를 유발할 수도 있습니다.

부정맥을 유발하는 요인으로는 선천적 요인과 더불어 담배, 술, 카페인 등 후천적 요인도 있습니다. 심근경색과 고혈압과 같은 심장 질환에 의한 것일 수도 있죠. 사실 의외로 많은 사람들이 부정맥 진단을 받는데, 혹시라도 부정맥 진단을 받았다고 해서 미리부터 크게 걱정할 필요는 없습니다. 부정맥에는 여러 종류가 있기 때문입니다. 특별한 치료 없이 그냥 지켜보면서 정기적으로 검사만 해도 되는 경우부터, 금연, 금주, 카페인 섭취 줄이기 등 원인을 교정하는 것으로 치료할 수 있는 경우, 당장 약물 치료를 시작해야 하는 경우까지 그 심각성이 매우 다양합니다. 물론 인공심장박동기를 삽입하거나 외과적 절제술이 필요한 심각한 경우도 있으니 심장이 격하게 두근거린다면 반드시 검사를 통해 확인하고 순환기내과 전문의와 상의해보는 것이 좋습니다.

　한편 부정맥이 아닌 심장 이외의 다른 곳에 문제가 생겨도 심박수가 올라갈 수 있습니다. 예를 들면 갑상선호르몬이 증가되었거나, 에피네프린과 같은 부신호르몬이 증가되는 질병 등입니다.

가슴 통증이 보내는 ─── 위험한 시그널 ───

햇병아리 의사로 인턴 생활을 시작하는 날, 저의 임무는 응급실로 밀려드는 환자들을 분류하고 각 과의 선배 의사들에게 보고하는 일이었습니다. 외상을 입은 외과 쪽 환자들은 응급의학과 의사들이 바로 조치를 취해야 하지만, 외상이 아닌 내과 쪽 환자들은 어디가 아파서 방문했는지 직접 물어보고 기록한 후에 어느

과에서 진료해야 할지 분류해야 합니다.

선배 의사들은 인턴들을 모아놓고 꼭 명심해야 할 사항을 알려주었습니다. 가슴이 아프다고 하는 환자는 특별히 주의하여 지체 없이 바로 보고해야 한다는 것이었죠. 그때의 가르침은 제 의사 인생 전부를 함께하고 있습니다.

응급실이든, 외래진료실이든, 가슴이 아프다고 호소하는 환자들이 가장 무섭습니다. 흉통은 급사와 연결될 수 있는 증상이기 때문입니다. 물론, 가슴이 아프다고 찾아온 환자들 중 실제로 심장에 문제가 생겨 통증이 나타난 경우는 약 5% 정도입니다. 나머지 95%는 가슴의 근육이나 인대 통증, 식도염이나 위염과 같은 소화기 통증 등 심장 이외의 원인으로 가슴 통증을 느낍니다. 그럼에도 어느 의사든지 흉통을 호소하는 환자들을 만나면 일단 긴장할 수밖에 없습니다. 진짜 심장 통증은 약 5%에 불과하지만, 그 결과가 너무 치명적이니까요.

온몸의 세포와 조직을 먹여 살리는 심장은 자기 자신도 먹여 살려야 합니다. 심장 근육은 한시도 쉬지 않고 뛰어야 하기 때문에 어느 조직보다도 더 많은 산소와 에너지가 필요한 거죠. 그래서 심장은 온몸으로 혈액을 운반하는 동맥 이외에도 스스로의 근육 조직에 혈액을 공급하는 특별한 동맥을 가지고 있습니다. 그 동맥은 심장 사이사이로 뻗어나가 가지를 치면서 심장 근육 전체에 골고루 퍼져 있습니다. 그리고 그 동맥을 따라 신선한 혈액이 흐르며 많은 산소와 영양소를 심장 근육에 공급합니다. 많이 들어보셨을 테지만, 이 동맥이 바로 '관상동맥'입니다. 동맥들의 가지가 갈라지면서 그 모양이 마치 머리에 쓰는 '관(冠)'과 같다 하여 붙여진 이름입니다.

관상동맥 질환은 현대인들에게 흔한 질환입니다. 그러나 전조 증상이나 초기 증상 없이 바로 사망으로 이어질 가능성이 있으며, 첫 증상이 바로 급사인 경우도 많습니다. 관상동맥 질환의 가장 흔한 증상 중 하나는 '협심증'입니다. 관상동맥에 지방과 염증 세포 등으로 이루어진 플라크(plaques), 즉 찌꺼기가 침착되어 심장으로의 혈액 공급이 원활하지 못하게 되면 협심증이 발생합니다. 마치 가슴이 좁아진 듯 조이고 뻐근한 통증이 느껴지죠. 소화불량처럼 느껴질 수도 있고 어깨나 팔, 등, 목, 턱에서 갑갑함을 느낄 수도 있습니다. 이보다 더욱 강한 가슴 통증이 30분 이상 지속되면, '급성 심근경색증'을 의심해봐야 합니다. 관상동맥이 혈전이나 혈관 수축 등으로 막혀, 심장에 산소와 영양 공급이 급격히 줄어들어 심장 근육의 조직이나 세포가 죽는 상황을 심근경색증이라고 합니다. 급성 심근경색증은 휴식이나 약으로 통증이 완화되지 않고 30분 이상 계속됩니다. 때때로 흉통을 호소하기도 전에 갑작스러운 실신, 심장마비로 이어지기도 합니다.

침묵의 살인자,
고혈압

한번 상상해보시죠. 운전대를 잡고 있는데 눈앞에 오르막길이 나타났습니다. 힘차게 액셀을 밟으니 엔진 소리가 커지며 차가 오르막길을 올라갑니다. 그런데 오르막길이 끝이 없습니다. 계속 오르막길입니다. 하는 수 없이 액셀을 더 세게 밟으면서 엔진을 힘차게 가동시킵니다. 그렇게 끝없는 오르막길을 오른다면 당신의 차는 앞으로 어떤 운명을 맞게 될까요?

아마도 엔진은 버티지 못하고 퍼져버릴 것입니다. 혈압이 높은 상태로 계속 유지되는 것은 자동차가 끝없는 오르막길을 달리고 있는 것과 같습니다. 자동차 엔진이 맞게 될 운명이 바로 심장의 운명인 거죠. 혈압이 높은 상태로 방치되면 심장은 더 많은 일을 해야 하고 결국 더 빨리 지치게 됩니다.

고혈압이란 성인 기준 수축기(심장이 피를 쥐어짤 때) 혈압이 140mmHg 이상이거나 이완기(심장이 이완되어 혈액을 받아들일 때) 혈압이 90mmHg 이상일 때를 말합니다. 예를 들어 120/80이란, 수축기 때 120mmHg, 이완기 때 80mmHg란 의미입니다.

고혈압에는 원인이 명확하지 않은 고혈압과 어떤 질환이 원인이 되어 혈압이 높은 경우가 있는데, 우리나라 고혈압 환자의 대부분은 전자에 해당합니다. 가족력, 음주나 흡연, 고령, 운동 부족과 비만, 짜게 먹는 식생활 그리고 스트레스 등과 같은 요인 등이 원인이 됩니다.

고혈압은 증상이 없습니다. 흔히 혈압이 오르면 뒷목이 뻣뻣해지고 두통이 생길 수 있다고 하지만, 두통이 생길 정도면 이미 아주 심한 상태의 고혈압입니다. 대부분의 고혈압 환자들은 증상을 못 느낍니다. 두통이 있는 상태에서 혈압을 재보면 140/90 정도인 환자들이 있는데, 이 경우 혈압이 높아 두통이 생겼다고 보기 어렵습니다. 오히려 다른 이유로 두통이 생겨서 함께 혈압이 약간 증가했다고 보는 것이 타당합니다. 고혈압은 혈압을 측정해보기 전에는 미리 알아차릴 수가 없습니다. 증상이 없기 때문에 당장 불편하지가 않아 치료를 안 받고 버티는 사람도 많지요.

증상 없는 고혈압이 왜 위험한 것일까요? 고혈압은 조기 사망률이 높기 때문입니다. 멀쩡했던 사람도 갑자기 죽게 만드는 병이 바로 고혈압입니다. 특히, 심장에 큰 부담을 주지요. 혈관의 압력이 높으면 심장이 혈액을 내보내는 데 큰 힘이 들어가고, 일을 많이 해야 하며 그 결과 심장의 벽이 두꺼워집니다. 운동을 많이 하면 근육이 커지는 것과 같은 이치입니다. 계속 그렇게 일하다 심장이 지쳐 쓰러지는 것이 '심부전증'입니다. 이 밖에도 고혈압은 협심증과 심근경색을 일으키고, 신장과 망막을 망가뜨리며,

주요 혈관의 동맥경화를 촉진합니다. 이는 뇌졸중과 심근경색증의 원인이 됩니다. 혈관과 관련된 모든 병의 원인이 고혈압이라고 볼 수 있습니다.

내 혈압 사용 설명서, 스스로 관리할 수 있다

혈압은 쉽게 측정할 수 있습니다. 그래서 몸무게를 재듯 혈압도 자주 측정해보는 것이 좋습니다. 그런데 자신의 혈압 수치를 알고 있어도 그 수치가 문제가 있는 건지, 약을 먹어야 하는 정도인지 잘 모르는 경우가 많으시죠. 이제 정확하게 나의 혈압의 상태를 알아야 합니다.

앞서 말했던 수축기 혈압과 이완기 혈압을 그냥 편하게 '위 혈압'과 '아래 혈압'이라고 해보죠. 위 혈압이 120보다 낮고 아래 혈압이 80보다 낮다면 정상입니다. 그런데 둘 중 하나라도 기준치보다 높으면 비정상입니다. 물론 130/80을 고혈압이라고 부르지는 않습니다. 하지만 정상 혈압은 아닙니다.

혈압에 대한 기준은 미국, 유럽의 의학학술 단체에서 결정되어 왔습니다.

1988년 미국의 의학학술단체에서 140/90 이상을 고혈압으로 정의했습니다. 이러한 기준을 정하게 된 이유가 있습니다. 고혈압 환자의 혈압을 낮추게 되면 여러 가지 합병증이 생기는 빈도가 감소합니다. 위 혈압을 10~20, 아래 혈압을 5~10 정도 낮추면 뇌졸중은 약 30~40% 감소하고 관상동맥 질환은 15~20% 감소하죠. 이런 연구 결과가 나타나는 지점이 140/90이었습니다.

이 기준이 발표되고 혈압이 140/90보다 낮으면 무조건 정상 혈압으로 생각하던 시절이 있었습니다. 그러나 2017년 미국심장학회(American Heart Association)에서 새로운 기준을 제시했습니다. 그 기준은 매우 충격적이었습니다. 여러 가지 연구 결과, 고혈압의 기준을 130/80으로 강화해야 한다는 것이 골자였습니다. 기준이 이렇게 바뀌자 미국의 고혈압 유병률은 31.9%에서 45.6%로 급상승했습니다. 우리나라도 이 기준으로 보면 유병률이 약 30%에서 50%로 올라갑니다. 만약 우리도 미국 기준으로 맞출 경우에는 사회적 비용이 만만치 않게 증가할 것으로 예상됩니다.

이와 관련해 2018년 국내 대한고혈압학회에서 한국인에게 맞는 새로운 고혈압의 기준을 제시했는데, 이 기준은 140/90 이상입니다. 위의 혈압이든 아래 혈압이든 한 가지라도 기준을 넘어서면 고혈압으로 진단합니다. 그리고 정상은 120/80 미만입니다. 119/79 이하라는 말이죠. 위 혈압이 120~129 사이이고 아래 혈압이 80 미만인 경우는 '주의 혈압'으로 분류합니다. 그다음, 위 혈압이 130~139이거나 아래 혈압이 80~89라면 고혈압 '전 단계'라고 부릅니다.

이제 스스로 혈압을 측정해보고 어디에 해당되는지 확인해봅 시다. 만일 주의 혈압이라면 혈압이 점차 오르기 시작하는 단계 라고 봐야 합니다. 고혈압 전 단계라면 당장 고혈압 환자처럼 나 트륨 섭취를 줄이고 적정한 운동과 체중 감량을 통해 혈압을 관 리해야 합니다. 이게 왜 중요하냐면 고혈압 전 단계인 사람 중 20%가 2~4년 안에 고혈압으로 진행되기 때문입니다.

고혈압과 동반되는 여러 가지 문제들

고혈압 자체만 혈관을 망가뜨리는 것은 아니죠. 혈관을 망가뜨리 는 데 공조하는 고혈압의 나쁜 친구들이 존재합니다. 당뇨, 고지 혈증, 비만과 같은 것들입니다. 과거에는 이들을 모두 '성인병'이 라고 불렀습니다. 중년으로 접어들면서 많이 생겨나는 병들이었 기 때문입니다. 그런데 이제는 이 나쁜 질병 친구들이 한 개인에게 동시에 찾아오는 이유를 알게 되었습니다. 모두 인슐린 대사와 관계가 있었던 것입니다. 그래서 새로운 이름이 탄생했는데, 바로 '대사증후군(Metabolic Syndrome)'입니다.

국민건강보험 공단에서 발표한 통계에 따르면, 우리나라 국민 4명 중 1명이 대사증후군입니다. 대사증후군의 임상적 의미는 매우 중요합니다. 대사증후군이 있는 사람은 없는 사람에 비해 심혈관 질환 발생률과 총 사망률이 25% 높고, 당뇨병 발생 위험률이 2~3배 높습니다.

그렇다면 대사증후군의 진단 기준은 무엇일까요? 병원에서 시행한 간단한 혈액검사 결과와 줄자만 있다면 대사증후군인지 바로 확인해볼 수 있습니다.

- **허리둘레:** 남성 90cm, 여성 80cm 이상
- **중성지방:** 150mg/dL 이상(공복 시 혈액 내)
- **고밀도 콜레스테롤(HDL 좋은 콜레스테롤):**
  남성 40mg/dL, 여성 50mg/dL 미만(공복 시 혈액 내)
- **혈압:** 130/85mmHg 이상
- **혈당:** 100mg/dL 이상(공복 시)

이 기준에서 세 가지 이상에 해당되면 대사증후군이라고 볼 수 있습니다. 고혈압과 대사증후군은 우리가 잘 알고 있어야 할 질

환 중 하나입니다. 우리 삶에 가깝게 자리하고 있으면서 가장 무서운 모습으로 나타날 수 있는 병이기 때문입니다.

환절기에 ———
새벽운동이 위험한 이유 ———

혈관이 수축하면 혈압이 갑자기 올라가게 되고, 이로 인해 심장 박동이 빨라지는 등 심혈관계 부담이 커집니다. 이 부담은 심혈관계 질환으로 이어질 수 있지요. 날씨가 추워지면 심혈관계 질환 환자가 유독 많아지는 이유입니다.

찬 공기에 갑자기 노출되면 인체를 흥분시키고 긴장하게 하는 교감신경의 활동이 늘어납니다. 교감신경계의 활성화로 말초동맥들이 수축하고 혈관 저항이 상승해 혈압이 오르게 되지요. 당연히 심장의 부담은 늘어납니다.

동맥경화증, 고지혈증, 고혈압, 당뇨병, 비만, 심혈관 질환의 가족력을 가진 사람이라면 심혈관 질환이 악화되거나 심근경색이 발생할 수 있어 환절기에 주의해야 합니다. 이러한 심혈관 질환 발생의 위험 요소를 가지고 있는 사람은 특히 찬바람에 노출될 수 있는 새벽운동이나 등산을 삼가는 게 좋습니다. 외출 시에는 옷을 충분히 갖춰 입어 몸을 따뜻하게 유지하고, 실내에서는 적절한 온도를 유지해줍니다.

기온이 급격히 떨어진 날은 더욱더 주의해야 합니다. 아침에 잠에서 깨어 일어날 때, 급하게 일어나지 말고 천천히 일어나세요. 자신의 혈압을 체크하고, 혈압이 정상보다 높을 때는 외출을 삼가며, 계속 혈압이 높게 측정되면 의사와 상의해야 합니다. 또 흡연과 과음은 피하는 것이 좋고요. 술을 마시면 장기적으로 고혈압을 악화시킬 수 있으니까요. 또한 흡연을 하면 혈관이 수축돼 혈압이 올라갈 수 있기 때문에 회식 자리 등에서도 금연과 절주를 반드시 지켜야 합니다.

그리고 고혈압 환자는 소금이나 간장의 섭취량을 반 이하로 줄이고 신선한 채소를 많이 먹으며 체중을 조절하는 것이 좋습니다. 추위로 인해 활동량이 줄어 비만이 생길 수 있기 때문이죠. 추운 날이나 아침 시간을 피해 따뜻한 날 오후에 빨리 걷기, 자전거 타기, 에어로빅 등의 유산소운동을 일주일에 3~4일, 한 번 할 때마다 30~45분씩 합니다. 충분한 수면을 취하고 과로를 피하는 등 긴장을 푸는 시간을 매일 갖는 것이 좋습니다.

심장 질환,
간단히 진단해보는 방법

내 관상동맥 상태가 정상인지 또는 플라크가 생긴 상태인지 미리 알아보는 것은 매우 중요합니다. 순환기내과에서 운동부하 심전 도검사나 심초음파검사를 통해 관상동맥의 기능 상태를 확인해 볼 수 있습니다.

가장 정확하게 혈관 상태를 알아보는 방법은 '관상동맥 조영 술'입니다. 정확한 만큼 고통이 따르긴 합니다. 손목이나 사타구 니 부위의 동맥 혈관에 긴 관을 삽입해야 하기 때문인데요. 그 관 이 심장의 관상동맥까지 다다르게 한 후에 관을 통해 조영제를 주입하면서 엑스레이를 찍습니다. 그러면 동맥의 모양을 정확하 게 볼 수 있고 좁아진 부위도 정확히 확인할 수 있습니다. 하지만 이 방법은 증상이 없는 사람에게 하지는 않습니다. 주로 협심증 이나 심근경색증이 의심될 때 시행하여 어느 부위가 좁아졌는지 를 확인하고, 바로 그 자리에서 혈관을 확장하는 시술까지 한꺼 번에 합니다.

증상은 없지만 고통스럽지 않게 관상동맥 상태를 알아볼 수 있 는 방법은 따로 있습니다. 바로 '관상동맥 CT 조영술'입니다. 조 영제를 혈관주사로 맞으면서 심장 부위의 CT를 찍는 방법입니다. 이 검사의 심장혈관 사망 예측 정확도는 약 71~73% 정도로 알려져 있습니다.

그런데 최근 더 간단한 방법이 등장했습니다. 바로 '관상동맥 석회화지수(CACS)'를 측정하는 것입니다. 이 방법은 CT를 이용하는 것이지만 조영제 주사를 맞을 필요는 없습니다. 대신 CT를 이용해 혈관에 칼슘이 얼마나 많이 쌓여 있는지를 수치화합니다. 칼슘은 혈관을 딱딱하게 굳어지게 만듭니다. 그래서 이 수치가 증가하면 관상동맥 질환 발생률도 올라갑니다. 국내 연구진이 1,226명의 환자들을 약 6년간 추적 관찰한 결과, CACS검사의 심장혈관 사망 예측 정확도는 약 71%가 나왔습니다. 그리고 이 연구 결과는 〈유럽심장저널(European heart journal)〉에도 실렸지요.

복잡한 검사 말고 더 간단하게 관상동맥 질환을 예측할 수 있습니다. 이미 알고 있겠지만, 혈관 질환의 위험인자로 알려져 있는 고혈압, 당뇨, 비만, 고지혈증, 흡연 등의 여부를 통해 거의 64%까지 예측이 가능합니다. 결국 우리 심장을 지키는 방법은 혈압을 낮추고 단 음식을 피하며 금연하고 살을 빼야 한다는 기본적인 상식으로 돌아옵니다.

최근 심장 질환과 관련해 흥미로운 연구 결과가 있었습니다. 삼성서울병원 국제진료센터 연구팀이 2009년부터 2014년까지 66세 생애 전환기 검진을 받은 노인 108만 4,875명을 분석한 결과, '일어나 걸어가기 검사'를 통해 심장 질환 위험을 예측할 수 있다고 밝혔습니다. 일어나 걸어가기 검사는 의자에 앉은 상태에서 일어나 3m를 걷고 다시 제자리로 돌아와 앉는 데까지 걸리는 시간을 측정하는 방식이죠. 이 검사법에 의하면 10초가 되기 전에 돌아와야 다리 근력, 보행 속도, 균형 감각 등이 정상이라고 할 수 있습니다.

연구 결과에 따르면, 소요 시간이 10초대인 사람은 정상군보다 심근경색 위험도는 9%, 심부전 발생 가능성은 8% 정도 높았고 사망 위험률 또한 17% 높았습니다. 특히 20초 이상 걸린 사람은 심근경색의 경우 40%, 심부전은 59%, 사망 위험률은 93% 높았습니다. 물론 이 검사법을 해보고 나서 정밀검사가 반드시 필요하겠지만, 간단한 검사만으로도 위험신호를 감지할 수 있음을 알아둡시다.

07

우리 몸의 컨트롤타워
뇌

나이가 들면 뇌도 함께 늙습니다. 그 바람에 예전과 다르게 신체반응이 둔감해지고, 뜬금없이 찾아오는 두통과 현기증도 감내해야 하죠. 또 뭘 하려고 했는지 생각나지 않아 난감한 건망증도 잦아집니다.

단일 질병으로 가장 높은 사망률을 기록 중인 뇌졸중, 자신뿐 아니라 가족의 고통까지 가중시키는 알츠하이머병 등 무시무시한 뇌 질환이야말로 인생 후반기에 접어든 우리 인생을 가장 비참하게 만드는 위협입니다.

이처럼 뇌가 늙는다는 것, 뇌에 질환이 생겨난다는 것을 어떤 신호로 알 수 있고, 예방할 수 있을까요?

이 챕터에서는 뇌 질환으로부터 우리 뇌를 지키는 법, 치명적인 뇌 질환의 전조증상을 알아차리고 골든타임을 지키는 방법 등에 대해 알아보겠습니다.

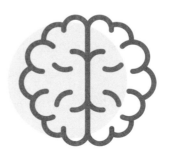

본능부터 기억까지, ——
뇌가 다 한다 ——

우리는 생존을 위해 음식을 먹습니다. 식도락이 하나의 즐거움으로 받아들여지지만 음식 섭취의 본질은 생존입니다. 배고픔을 느끼고 음식을 찾는 본능은 모두 뇌에서 시작합니다. 그래서 배고픔은 '감각'입니다. 뇌를 통해 오는 감각이죠. 배고픔이라는 감각을 느끼면 인간은 음식을 찾아 나서게 됩니다. 이것이 바로 '운동'입니다. 이렇게 감각과 운동은 뇌가 가진 기본적인 기능임과 동시에 인간을 생존하게 만들어주는 기능입니다. 음식을 찾는 방법에는 여러 가지가 존재하는데, 이 방법은 '기억'에 의해 달라집니다. 정리하면, 뇌는 크게 '감각'과 '운동' 그리고 '기억'의 기능을 합니다. 모두 우리 삶을 지탱하는 '필수' 기능들입니다.

좀 더 구체적으로 뇌의 구조에 따른 기능을 살펴봅시다. 미국의 정신과 의사 마크 고울스톤(Mark Goulston)은 저서《뱀의 뇌에게 말을 걸지 마라》에서 자신만의 방식으로 뇌를 흥미롭게 분류하고 그 기능을 나누었습니다. 뇌를 (안에서 바깥 순으로) 크게 파충류의 뇌, 포유류의 뇌, 인간의 뇌로 분류했지요. 우선 파충류의 뇌는 본능을 담당합니다. 공포나 불안, 또는 위협이 있을 때 본능적이고 원시적으로 반응합니다. 포유류의 뇌는 감정과 간단한 학습을 담당합니다. 마지막으로, 인간의 뇌는 좀 더 고차원적인 학습과 생각을 가능하게 하고, 이성적으로 판단하며 창의적인 활동을 합니다.

고울스톤이 뇌를 단 3가지로 분류한 것은 심리학적 설명을 위한 것으로 신경과학적 측면에서는 큰 의미를 갖지 않습니다. 그러나 의사나 뇌과학자가 아닌 일반 독자들이 뇌의 기능을 직관적으로 이해하기 좋은 분류법이죠. '우리의 뇌는 다양한 층위로 작용하며, 본능에 반응하는 것을 시작으로 감정을 느끼고 학습하고 기억하고 움직이는 모든 활동에 복합적으로 관여한다'는 점을 이해하는 수준에서 넘어가면 될 듯합니다.

이처럼 뇌는 단일한 한 덩어리가 아닙니다. 매우 구조적이고 복합적으로 이루어져 있습니다. 뇌의 4분의 3은 가장 큰 부분인 대뇌입니다. 사고와 언어, 감정과 기억 등 고도의 정신활동을 담당합니다. 인간의 뇌는 다른 동물들에 비해 크고 표면에 주름이 많습니다.

머리 뒤쪽에 위치한 소뇌는 대뇌보다 작지만 주름은 더 자잘하게 잡혀 있습니다. 소뇌는 몸의 균형을 유지하고, 대뇌겉질이 내린 운동 지시가 잘 이루어지도록 몸의 근육을 선택하고 얼마나 움직이게 할지 판단하는 역할을 합니다. 신체의 전체적인 움직임을 관장하는 것입니다. 나이가 들어가면서 움직임이 굼떠지는 건 바로 이 소뇌가 노화하는 것과 관련이 있습니다.

대뇌, 소뇌와 함께 뇌를 이루고 있는 뇌줄기, 즉 '뇌간'도 있습니다. 뇌간은 대뇌와 사이뇌, 소뇌를 제외한 나머지 부분을 이르는 말입니다. 대뇌와 척수 사이를 연결하고 있으며, 대뇌와 소뇌의 의식적인 활동을 조절합니다. 특히 뇌간은 자율신경을 통해 호흡이나 소화, 혈액순환 등 생명 유지 기능을 담당합니다. 따라서 50대 이상이면서 만성 소화불량이나 기능 저하를 겪고 있으며 이를 치료해도 개선되지 않는다면, 마냥 위장 탓만 할 것이 아니라 자율신경계에 문제가 없는지 체크해야 합니다. 대뇌와 소뇌의 기능이 없어지고 뇌간만 살아 있는 경우, 의식 없이 심장박동과 숨만 쉬며 살아가는 '식물인간' 상태가 됩니다. 반면 뇌간이 기능을 잃게 될 경우에는, 인공호흡기에 의지해 숨을 쉬게 되며 뇌간반사 등이 사라지고 뇌파에 아무 반응이 나타나지 않습니다. 이것이 '뇌사' 상태입니다.

———— 우리 몸의 컨트롤타워

뇌 노화, 막을 수 없어도
늦출 수는 있다 ————

뇌에 관한 많은 속설 중에 '보통 사람은 뇌의 10% 정도만 사용한다'는 말이 있습니다. 그러다 보니 천재는 뇌를 더 많이 사용하는 사람이라는 믿음도 있습니다. 실제로 그럴까요? 이 주장을 처음 한 사람은 1980년대, 미국 하버드대에서 심리학 교수로 활동한 윌리엄 제임스(William James)로 알려져 있습니다. 그런데 최근 뇌 과학자들에 따르면 이 말은 한마디로 근거 없는 낭설에 가깝습니다. 윌리엄 제임스가 한 말은 "우리는 사용 가능한 정신적, 신체적 자원의 극히 일부만 사용하고 있다."라는 의미인데, 이것이 사람들에 의해 "다수 사람들은 정신 능력의 10%만 개발되었다."라는 말로 왜곡되어 퍼진 것입니다.

'뇌의 10%만 사용한다'는 말도 틀렸습니다. 기술의 발전으로 이제는 뇌 기능을 눈으로 확인하는 방법이 생겼는데, 바로 fMRI(functional MRI, 기능적 자기공명 영상)입니다. MRI가 인체의 구조를 눈으로 확인하는 진단기구라면 fMRI는 구조만 보는 것이 아니라 '기능'까지 확인하는 진단기구입니다. fMRI로 뇌를 검사하면, 검사 시점에 어느 부위의 뇌가 작동하고 있는지를 파악할 수 있습니다. 그런데 fMRI를 통해 살펴보니, 사고 과정에서 뇌

전 영역이 골고루 사용되고 있음이 밝혀졌습니다. 또한 매순간 활성화되는 뇌 영역도 바뀐다는 사실이 발견되기도 했습니다. 물론 매순간 동시에 활성화되는 신경세포가 뇌 신경세포 전체 중에서 약 2~5% 정도에 불과하다는 점에서 뇌 사용량이 10% 이하라고 표현할 수는 있습니다. 동시에 사용되는 신경세포의 숫자는 확실히 10% 미만이기 때문이죠. 그러나 우리 뇌에서 한 번도 사용되지 않은 신경세포는 거의 없습니다.

그런데 이 신경세포가 재생되느냐 안 되느냐는 꽤 오랫동안 의학계와 뇌과학계에서 초미의 관심사였습니다. 이는 '나이가 들면 뇌 기능도 늙을까?'라는 질문에 대한 중요한 단서이기 때문입니다. 과거 사람들은 대부분이 성인의 뇌에서 새로운 신경세포가 생겨나지 않을 것이라고 생각했습니다. 물론 지금도 파괴된 신경세포가 재생된다는 것이 증명되지는 않았습니다. 그러나 최근 연구 결과에 따르면, 손상된 뇌 신경세포의 재생은 불가능할지 몰라도 신경전달물질인 시냅스(synapse)의 양을 증가시킴으로써 뇌 네트워크 활용을 늘릴 수 있다는 것이 속속 밝혀지고 있습니다.

뇌 신경세포와 관련해 우선 알아야 할 개념이 있습니다. '가소성(plasticity)'입니다. 가소성은 쉽게 말해 플라스틱 같은 유동적 고체가 열 같은 외부의 힘을 받아 형태가 바뀐 뒤 외부의 힘이 없어져도 본래의 모양으로 돌아가지 않는 성질입니다. 뇌 신경세포들은 스스로 효율적으로 움직이고 변화합니다. 이를 '신경가소성 (neuroplasticity)'이라고 합니다. 좀 더 정확하게 표현하면, 신경세포는 각기 서로 연결되어 있는 신경회로와 외부의 자극, 경험 등에 따라서 언제든지 원래와 다른 형태로 변화되고 또 재조직된다는 것입니다. 노화로 인해 뇌세포가 손상되었을 때, 기존에 있던 다른 뇌 네트워크를 효과적으로 활용하는 방식입니다.

예를 들어, 알츠하이머병 예방에 고스톱이 좋다는 것도 이런 면에서 보면 근거가 없는 말은 아닙니다. 기억, 판단, 계산을 필요로 하는 고스톱의 특성상 게임 중에 지속적으로 전두엽과 해마가 자극되고, 그로 인해 뇌세포가 재생되는 원리입니다. 일정 수준의 유산소운동이 해마의 뇌세포 재생을 촉진한다는 주장도 같은 맥락이고요. 실제로 세계적인 알츠하이머병 치료 의사이자 뇌과학자인 미국의 캘리포니아대 칼 코트먼(Carl Cotman) 교수는, 매일 30분 이상 규칙적인 유산소운동을 하면 뇌 수명과 학습 개선에 뚜렷한 효과가 있으며, 다양한 동물실험으로 그 상관관계가 확인되고 있다고 지적합니다.

명상도 유의미한 결과를 보였습니다. 명상을 꾸준히 한 사람들은 뇌의 특정 부위가 실제로 더 두꺼워진 것입니다. 주로 '행복감'을 담당하는 부위였습니다. 반면 심한 스트레스로 나쁜 감정에 자주 사로잡히게 되었을 때는 기억력과 학습 능력을 담당하는 뇌 부위가 실제로 작아졌습니다.

　여기에서 기억해야 할 것은 환경과 자극의 수준에 따라 뇌의 나이도 늦출 수 있다는 점입니다. 뇌도 다른 신체의 노화와 마찬가지로 자연스럽게 나이를 먹습니다. 거스를 수 없는 인류의 섭리를 우리라고 거역할 수는 없겠지요. 그러나 그 노화를 최대한 지연시키고, 건강한 상태로 백세시대를 마무리할 수도 있습니다.

시냅스는 우리의 ──── 인격과 운명을 바꾼다 ────

손흥민 선수가 그라운드를 뛰는 모습을 보고 있자면 정말 기가 막힙니다. 쉬지 않고 뛰고, 패스를 받아 슛하는 장면은 정말로 환상적이죠. 물론 손흥민 선수뿐만 아니라 많은 스포츠 선수들은 오랫동안 꾸준한 연습을 통해 실력을 끌어올려 멋진 플레이를 해냅니다. 유명 선수들의 감탄을 자아내는 몸동작은 머릿속 생각과 의지를 통해 나오는 것일까요? 아니면 동물적인 감각으로 튀어나오는 것일까요?

　답은 후자입니다. 마치 본능처럼 자신이 취할 동작이 자연스럽게 튀어나오는 것입니다. 그만큼 인간의 신경은 굉장히 발달되어 있습니다. 그렇다면 우리 몸속에 얼마나 많은 신경세포가 있기에 그런 멋진 동작들을 감각적으로 해낼 수 있을까요? 우리 몸의 세포는 보통 60조 개 정도라고 알려져 있습니다. 그중에서 신경세포는 약 1,000~2,000억 개 정도가 되니, 대략 2% 정도 될까 말까 합니다. 몸 전체 세포 중 겨우 2%도 안 되는 신경세포를 가지고도 우리는 기이할 만큼 멋진 움직임을 보이는 건데요. 이는 모두 '시냅스' 덕분입니다.

신경과 신경세포를 연결하는 미세한 연결 고리를 시냅스라고 합니다. 신경세포가 다른 신경세포에 정보를 전달할 때 시냅스라는 구조를 통해 정보가 전달됩니다. 이 시냅스의 숫자는 엄청나게 많습니다. 대충 어림잡아 계산했을 때, 자그마치 5,000조 개 이상이라는 값이 나옵니다. 몸속 세포 수가 60조 개라고 봤을 때, 10배에서 100배에 달하는 숫자입니다. 시냅스는 왜 이렇게 많을까요? 그 이유는 신경세포가 여러 개의 가지를 치고 있기 때문입니다. 이 가지는 적게는 몇십 개에서 많게는 몇백 개까지 됩니다. 신경세포에 달린 여러 개의 가지가 또 다른 신경세포의 가지들과 연결되는 부분이 바로 시냅스입니다.

앞서 설명했듯이 신경세포는 저절로 만들어지거나 줄어들지 않지만, 시냅스는 만들어지기도 하고 줄어들기도 합니다. 아무리 운동을 열심히 한다고 해도 신경세포는 쉽게 만들어지지 않습니다. 그러나 한 동작을 오랫동안 열심히 반복하다 보면 그 동작을 할 수 있게 만들어주는 시냅스들은 점점 더 늘어나기 때문에 동작이 숙달됩니다. 반대로 그 동작을 하지 않으면 시냅스는 다시 줄어들게 되므로 실력도 줄어듭니다. 앞에서 언급되었던 신경가소성의 핵심에 바로 시냅스에 있습니다. 시냅스의 숫자가 늘었다 줄었다 하는 만큼 신경가소성이 존재하는 것입니다.

또 하나 중요한 사실. 우리의 뇌는 상상과 실제를 구분하지 못합니다. 실제로 운동을 하여 시냅스를 늘리지 않더라도 상상을 통해 시냅스가 만들어지고 늘어나는 것이죠. 그러다 보니 상상만 열심히 해도 실력이 증가하기 때문에, 실제로 많은 운동선수들이 이미지 트레이닝을 합니다.

그렇다면 몸동작이나 운동이 아니라, 어떤 꿈을 가지고 그것이 이루어졌다고 상상한다면 과연 시냅스는 어떻게 바뀔까요? 시냅스는 그 꿈을 이룰 수 있게끔, 도움이 되게끔 바뀝니다. 이미 준비된 뇌 속 시냅스 덕분에 꿈을 훨씬 더 빨리 이룰 수 있게 되는 것입니다. 시냅스 연구자이자 뇌과학자 조지프 르두(Joseph E. LeDoux)는 이렇게 말했습니다. "시냅스에는 많은 정보들이 기록되고 저장된다. 이 과정을 통해 시냅스의 새로운 형성이 어떻게 이루어지느냐에 따라 그 사람의 인격과 운명이 바뀐다."

한마디로 말해서 '나는 나의 시냅스'인 것입니다.

───── 우리 몸의 컨트롤타워

뇌졸중, ———
F.A.S.T를 기억하라 ———

저에게는 뇌졸중과 관련한 아픈 기억이 있는데요. 중학교 3학년 때 할머니께서 뇌졸중으로 돌아가셨습니다. 뇌졸중이 생긴 지 3년 만이었습니다. 3년 중 약 2년은 움직이지 못하는 상태로 의식만 있고, 눈빛으로 의사소통하며 누워만 계셨습니다. 그때는 어려서 잘 몰랐지만, 의사가 되고 뇌졸중 환자들을 만나면서 의식은 있지만 몸은 움직일 수 없는 상태가 얼마나 끔찍하게 고통스러운 일인지 알게 되었죠.

뇌졸중은 뇌혈관에 문제가 생기는 무서운 질병입니다. 뇌혈관이 막혀서 발생하는 뇌경색(허혈성 뇌졸중)과 뇌혈관의 파열로 인해 뇌 조직 내부로 혈액이 유출되어 발생하는 뇌출혈(출혈성 뇌졸중)을 통틀어 뇌졸중이라고 부릅니다. 흔히 '중풍'이라고 표현하기도 하는데, 엄밀하게 중풍은 한의학적 용어로 뇌졸중으로 분류할 수 없는 질환까지 포함하는 경우도 있기에 구분하는 것이 좋습니다.

뇌졸중은 매우 흔합니다. 전 세계적으로 매년 1,700만 명이 뇌졸중에 걸리고, 그중 600만 명이 사망하며, 생존자 중 500만 명은 영구적 장애를 겪고 있습니다. 그만큼 무시무시한 병이지요.

전 세계적에서 단일 질병 사망 원인으로 2위를 차지하고, 우리나라에서는 암 다음이자 단일 질환으로는 1위를 차지할 만큼 빈번히 발생합니다. 국내에서는 매년 약 10만 명의 환자가 발생하는데, 대략 5분마다 1명씩 뇌졸중이 생겨나는 꼴입니다. 그중 약 2만 명 이상이 사망하는 만큼, 평소에 뇌 건강을 잘 챙기는 것이 중요합니다.

많은 사람들이 머리가 아프거나 어지러움을 느낄 때 뇌졸중에 대한 공포감을 느끼지만, 사실 뇌졸중은 전조 증상이 거의 없습니다. 증상이 나타나면 이미 뇌졸중이 와 있는 것이죠. 이때 나타나는 증상들은 '초기 증상'입니다. 전조 증상과 초기 증상은 다른 것입니다. 말 그대로 병이 생기기 전에 미리 나타나는 것이 전조 증상, 이미 병이 생긴 뒤 초기에 나타나는 것이 초기 증상입니다. 그래서 뇌졸중의 전조 증상이라고 알고 있는 것들은 엄밀히 따지면 초기 증상입니다. 그 증상들은 다음과 같습니다.

- 안면 근육이 처져서 웃을 때 얼굴이 한쪽으로 기울어진다.
- 한쪽 팔의 힘이 빠져서 팔을 올리기가 힘들거나 주먹을 세게 쥐기가 힘들다.
- 말이 잘 안 나오거나 발음이 잘 안 되고 어눌해진다.
- 갑작스럽게 아주 심한 두통이 생긴다.

- 급격한 시력 상실, 한쪽 눈의 시력 저하나 물체가 둘로 보이는 현상이 생긴다.
- 이해 능력이 떨어지고 정신적 착란 현상이 온다.
- 평형감각이 저하되어서 어지럽고 걷기가 어렵다.

미국에서는 뇌졸중을 빨리 발견하기 위해, 이러한 증상들을 줄인 'F.A.S.T'라는 단어로 일종의 캠페인을 진행합니다. F는 face(얼굴)의 첫 글자로 "이~ 하고 웃어보세요." 했을 때의 얼굴 근육 상태를 확인합니다. A는 arms(팔)의 첫 글자입니다. "팔을 들어보세요." 하며 팔과 다리에 힘이 빠지는지 확인합니다. S는 speech(말)의 첫 글자로 대화를 시도하면서 발음 상태를 확인합니다. 마지막 T는 'time to act'의 뜻으로, 이 중 한 가지라도 의심되는 증상이 있다면 즉시 응급실로 향하라는 뜻입니다.

군이 줄임말로 캠페인까지 하는 이유는, 이런 증상이 있어도 그것이 뇌졸중 초기 증상이라는 것을 인지하지 못하는 경우가 절반이나 된다는 통계가 있기 때문입니다. 이 같은 증상은 잠깐 왔다가 사라질 수 있기 때문에 본인 스스로 판단하기는 더 어렵습니다. 통계에 따르면 뇌졸중으로 병원을 방문하는 사람 3명 중 2명은 본인이 아닌 다른 사람의 결정에 의한 것입니다. 그러므로 무엇보다 주변 사람이 증상을 확인해주는 것이 매우 중요합니다.

뇌졸중은 일단 발생하면 1분에 약 190만 개의 신경세포가 죽습니다. 그러므로 빠른 시간 안에 혈관을 막고 있는 혈전을 용해하는 치료를 해야 하는데, 그 골든타임이 4시간 30분입니다. 혈전 제거술은 약 6시간입니다. 그런데 병원에 도착하자마자 바로 혈전 용해술이나 제거술을 받을 수는 없습니다. 최소한의 진료 및 검사를 시행해야 하기 때문입니다. 그 시간을 약 2~3시간으로 잡았을 때 병원에 도착해야 하는 골든타임은 더 줄어들 수밖에 없습니다. 따라서 평소 F.A.S.T를 상기하고 증상이 발생하면 빨리 병원으로 가야 합니다.

오메가 3가 알츠하이머를 늦춘다

드라마나 영화 소재로 많이 등장하는 알츠하이머병은 가장 흔한 퇴행성 뇌 질환입니다. 여기서 잠깐 짚고 넘어가자면, 알츠하이머병과 치매를 동의어로 알고 있는 분들이 많으실 겁니다. 그런데 치매는 하나의 질환을 의미하는 것이 아니고, 여러 가지 원인에 의한 뇌 손상으로 기억력과 인지 기능에 장애가 생겨 일상생활을 유지할 수 없는 상태를 의미하는 포괄적인 용어입니다. 하지만 알츠하이머병은 치매를 일으키는 가장 흔한 퇴행성 뇌 질환으로 서서히 발병하여 기억력을 포함한 인지 기능의 악화가 점진적으로 진행되는 병입니다. 국내 치매 환자는 현재 76만 명으로 2024년에는 100만 명, 2034년에는 150만 명에 달할 것으로 예측됩니다.

알츠하이머병이 생기면 초반에는 주로 기억력에서 약간씩 문제를 보이다가, 점점 언어 기능이나 판단력 등 인지 기능에 이상을 보이게 되고, 결국 일상생활에서 기능을 상실하게 됩니다. 또한 성격이 변하고 자주 초조해하는 상태를 보이고, 우울증, 망상, 환각, 수면장애 등의 정신 이상이 나타나기도 하며 대소변을 가리지 못하거나 욕창 같은 신체적인 합병증도 나타날 수 있습니다.

그렇다면 알츠하이머병이 생겨나는 원인은 무엇일까요? 뇌 안에 비정상 단백질(타우[tau], 베타 아밀로이드[amyloid-β])이 너무 많이 만들어지거나 또는 제거되지 않아 뇌에 쌓이면서 문제가 시작됩니다. 이렇게 만들어진 단백질 플라크가 뇌세포 간 연결 고리를 끊어 뇌세포를 파괴해 알츠하이머병 증상을 일으키게 되는 것이죠. 알츠하이머병은 근본 치료제가 없는 데다 오해와 편견으로 제대로 된 치료와 관리가 쉽지 않습니다. 원인 단백질을 제거하는 치료제를 개발하려는 시도들이 다양하게 진행되고 있으나 이렇다 할 치료제가 나왔다는 소식도 없습니다.

이처럼 근본적인 치료책이 없는 만큼, 이를 미리미리 예방하는 생활습관이 무엇보다 중요합니다. 최근 미국의 러시 메디컬 대학 연구진이 평균 나이 81세 고령자 921명을 대상으로 6~12년간 추적 조사한 결과, 하루 홍차 한 잔이 알츠하이머병을 절반가량 감소시킬 수 있다는 사실을 밝혀내기도 했습니다. 실험 대상자 중 플라보놀(flavonols) 섭취량이 하루 평균 15.3mg이 되는 186명을 보면 알츠하이머병 진단을 받은 사람이 단 28명뿐이었습니다. 반면 플라보놀 섭취량이 낮은 참가자 182명 중 무려 54명이 알츠하이머병 진단을 받았습니다. 15.3mg의 플라보놀 섭취량은 홍차 한 잔을 마신 것과 비슷한 양입니다.

연구진은 플라보놀을 캠페롤(Kaempferol), 이소람네틴(isorhomnetin), 미리세틴(myricetin), 케르세틴(quercetin) 4종으로 분류하여 검토했는데, 시금치와 브로콜리, 케일 같은 녹색 채소와 홍차에 들어 있는 캠페롤은 알츠하이머병 위험을 51%나 감소시켰고, 올리브유와 적포도주, 배, 토마토소스같이 이소람네틴이 풍부한 음식 역시 알츠하이머병 위험을 38%까지 낮췄다고 밝혔습니다.

이 밖에도 오메가3지방산이 알츠하이머병의 진행을 늦추는 것으로 알려져 있습니다. 특히 오메가3지방산의 세 가지 형태 중 하나인 DHA가 이런 역할을 하는 것으로 나타났습니다. 고등어, 꽁치, 연어, 정어리 등 등푸른 생선과 호두, 달걀 등에 오메가3지방산이 풍부합니다.

반면에 당분은 줄여야 합니다. 몇몇 과학자들은 알츠하이머병을 '제3형 당뇨병'으로 분류하기도 합니다. 탄수화물 대사를 조절하는 호르몬인 인슐린은 뇌 기능과 직접적으로 연관이 있으며, 당분을 과도하게 섭취하면 인슐린 저항성을 일으킬 수 있습니다. 뇌세포에 인슐린 저항성이 생기면 아밀로이드반(amyloid plaque)이 형성되고 알츠하이머병이 발생할 수 있습니다. 그래서 혈당지수가 낮은 음식을 먹는 습관이 중요합니다.

음식으로 예방하는 방법 외에는 가족이나 친구와의 모임, 취미 활동을 같이 하는 동호인 모임 등에 참여해 활발하게 활동하는 것이 있습니다. 또 퍼즐게임이나 가로세로 낱말 맞추기, 플레이 시간이 비교적 짧은 디지털게임 등 두뇌를 자극하는 활동도 좋고 햇볕 쬐기와 명상, 숙면도 알츠하이머병 예방에 큰 도움이 됩니다.

최근 한국과학기술원이 피 한 방울로 알츠하이머병을 진단할 수 있는 센서를 개발했다는 소식이 들려왔습니다. 그 정확도는 무려 88%라고 하지요. 기존 센서보다 측정 방식이 간편하고 비용도 저렴하여, 많은 사람들이 알츠하이머병을 초기에 진단할 수

있게 되었습니다. 모쪼록 국내 알츠하이머병 예방에 좋은 기회가
되길 바랍니다.

08

섭생의 최전선
위와 식도

나이가 들면서 소화가 잘 안 된다는 분들이 많습니다. 자주 체하기도 하고요. 소화가 안 되는 이유는 위장만의 문제는 아닙니다. 뇌, 치아, 간, 췌장 기능 등이 저하되면서 위장도 함께 운동량이 줄어들기 때문입니다. 그래서 어느 순간부터 기름진 튀김이나 밀가루 음식들이 부담스럽고 양은 적어도 담백한 음식들이 몸에 잘 맞는 느낌이 듭니다.

"누우면 죽고 걸으면 산다."라는 말이 있습니다. 물론 이 말은 몸은 쓸수록 건강해진다는 뜻이 담겨 있지만, 특히 식도와 위에 큰 의미가 있는 말입니다. 절대적인 대사량 감소 속에서 걷기는 소화계의 수명 연장을 위한 필수조건입니다.

그야말로 섭생의 최전선에서 우리 몸의 고락을 결정짓는 위와 식도. 소화계의 첫번째 부분으로 살펴보겠습니다.

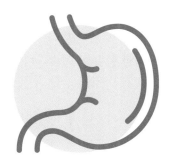

가슴 통증,
역류성 식도염일 수 있다

우리가 먹은 음식물이 입안에서 잘게 부서져 식도의 꿈틀운동을 통해 위로 이동하고, 위에 도착한 음식물은 위액과 섞여 소화된 후 소장으로 보내집니다. 음식물이 입에서부터 위까지 옮겨질 때 거치는 식도는 근육이 잘 발달한 관 구조물입니다. 식도의 가장 중요한 역할은 위장으로 음식물을 보내주는 것이죠. 그래서 근육층이 잘 발달되어 있습니다. 음식물이 식도를 지나 위에 도달하는 시간은 대체적으로 약 9초에 불과합니다. 가장 빠른 것은 물입니다. 물은 단 1~2초에 식도를 통과합니다.

식도의 마지막 부분, 즉 위와 연결되는 부위에는 아주 중요하고 특이한 근육이 있습니다. 바로 조임근(괄약근)입니다. 조임근은 위장으로 들어간 음식물이 다시 식도로 거꾸로 올라오지 않도록 식도를 조여줍니다. 식도의 점막은 위의 점막과 달라서 위장의 위액이 식도로 올라오게 되면 손상을 입기 때문입니다. 조임근의 기능이 약해지면 위액이 역류하는 현상이 벌어집니다. 위장의 위액과 음식물이 식도의 아랫부분까지 역류되어 식도 점막을 손상시키고 염증을 일으키는 것이죠. 이것이 바로 '역류성 식도염'입니다.

사실 역류성 식도염은 성인 10명 중 1명이 앓고 있다고 할 정도로 매우 흔합니다. 특히, 남성이 여성보다 약 1.6배 많습니다. 아마도 건강검진에서 위 내시경검사를 받아본 현대인이라면 한 번쯤을 들어봤을 질환일 것입니다.

이렇게 많은 현대인들이 역류성 식도염에 걸리는 이유는 무엇일까요? 여러 다양한 이유가 있지만, 반복되는 과식이나 과음, 스트레스 등에 의해 위장 기능이 약해진 이유가 가장 큽니다. 위장 운동 기능이 약해지면 십이지장으로 가는 음식물 배출 속도가 늦어지는데, 이때 남은 음식물이 부패해 가스를 발생시키고 위 내부 압력을 상승시킵니다. 이 압력에 의해 위산과 음식물이 식도로 역류하고 조임근 손상을 유발시키면서 역류성 식도염의 다양한 증상이 나타나게 됩니다.

전형적인 증상으로는 위산이 역류하여 신물이 올라오거나, 목에 뭔가 걸린 것 같은 이물감을 느끼는 것입니다. 또 가슴 통증과 답답한 느낌, 더부룩한 느낌이 들고 입 냄새도 악화됩니다. 이

중 '가슴 통증'을 주목해야 합니다. 가슴 통증은 심장 등에 이상이 있을 때도 나타나는 증상이므로 통증의 차이에 주목할 필요가 있습니다. 역류성 식도염의 경우에는 가슴 뒤쪽에서 뜨겁거나 타는 듯한 느낌을 주는 쓰라림이 전형적으로 나타납니다. 특히 이런 현상은 식후 혹은 밤늦게 악화되는 경우가 많습니다. 비전형적 증상으로는 만성 기침이나 후두염, 수면 장애 등이 있고 천식이 나타나거나 악화되는 경우도 있습니다.

운동과 상관없는 가슴의 통증, 흉부의 불편감 또는 6주 이상 마른기침이 계속된다면 역류성 식도염을 의심해봐야 합니다. (만약 운동을 할 때 가슴이 참을 수 없을 만큼 아프다면 심장 질환일 가능성이 있기 때문에 바로 병원을 찾는 것이 좋습니다.) 또한 심장이나 폐 질환과 비슷한 증상이 있어 정밀검사를 받았는데, 아무 이상이 없다면 역류성 식도염일 가능성이 높습니다.

흔한 질환이다 보니, 특별한 관리나 치료를 받지 않고 초기에 그냥 방치해두는 경우가 많습니다. 하지만 이를 치료하지 않으면 식도 점막이 위산에 지속적으로 손상받기 때문에 궤양, 또는 식도암으로까지 진행될 수도 있습니다. 일단 역류성 식도염을 진단받으면 위산 분비를 억제하는 약물 치료가 우선입니다. 문제는 제때 치료해도 약을 끊으면 다시 재발하기 쉽고 만성적으로 나타난다는 것인데요. 따라서 의사의 지시가 있을 때까지 약을 복용하는 것이 좋습니다.

증상 초기이거나 아직 예방할 수 있는 단계라면 올바른 생활습관을 유지하도록 신경 써야 합니다. 카페인이나 술, 기름진 음식들은 잠시 끊고, 탄산음료도 웬만하면 피하는 게 좋겠지요. 많은 사람들이 강조하는 것처럼 식후에 바로 눕지 않는 것도 중요합니다. 아무리 못해도 2시간은 있다가 자도록 노력하세요. 물론 공복에 가까운 상태가 수면에는 제일 좋습니다. 밤이 되었을 때 나타나는 증상들이 조금 심할 경우에는, 상체를 높여서 자는 것이 도움이 됩니다. 특히, 왼쪽으로 누워 자는 것이 좋습니다. 음식을 소화하는 위가 왼쪽으로 불록 튀어나와 있어 왼쪽이 아래로 향하게 누워 자면 위 안에 남은 음식물이 자는 도중 식도로 역류할 위험이 줄어들기 때문입니다.

위산과다와 위산부족, 쉽게 구별하는 법

위는 여러 가지 소화를 돕는 물질들을 분비하는데, 대표적인 것이 '펩신(pepsin)'과 '위산'입니다. 아마도 중고등학교 때 한 번쯤 들어본 물질들입니다. 이 두 가지와 함께 분비되는 여러 가지 물질들은 모두 합쳐 '위액'이라고 부릅니다. 펩신은 단백질을 분해하는 효소이며, 위산은 펩신이 잘 작용하도록 도와주는 역할을 합니다. 또 염산을 포함하고 있어서 위로 들어오는 여러 가지 세균을 죽이거나 억제합니다. 우리가 흔히 먹는 소화제는 주로 펩신 등 소화효소를 함유하거나, 장운동을 촉진하는 성분을 가진 것도 이런 이유에서 비롯됩니다.

그런데 여기서 궁금증이 생깁니다. 위벽은 어떻게 음식물과 세균을 모두 분해하는 펩신과 위산, 그 둘로부터 분해되지 않을 수 있을까요? 그 이유는 위벽을 보호하는 위점막 뮤신(mucin) 덕분입니다. 뮤신은 끈적한 액체로, 소화효소로부터 위벽을 보호하면서도 소화운동의 윤활제 역할을 합니다. 그래서 만일 뮤신이 제대로 분비되지 못하면 위 점막이 손상되어 위염이나 위궤양이 생깁니다.

뮤신은 정상인데, 위산이 너무 많이 분비되어도 마찬가지입니다. 위산과다일 경우, 속이 쓰리거나 소화가 잘 안 된 더부룩함이 생깁니다. 신트림이 나오고 심하면 구토가 나기도 합니다. 그래서 위염이나 위궤양을 치료할 때 위산을 억제하는 약제와 위벽을 보호하는 약제를 함께 처방하기도 합니다.

위산과다의 경우와 마찬가지로, 위산부족일 경우에도 위장병 증세가 일어납니다. 위액이 부족한 경우, 우선 소화효소의 부족으로 소화가 제대로 안 됩니다. 장시간 음식물들이 위에 머물러 있기 때문에 더부룩하고 답답함을 느끼게 됩니다. 특히, 위산이 감소함에 따라 위 속의 세균도 증식하여 위염, 위암 등이 발병할 수도 있습니다.

언뜻 위산 과다와 부족은 증상이 비슷하게 보이기도 합니다. 그래서 더부룩함 등의 증상이 나타나면 일단 위장약부터 찾아 먹기도 하는데, 위장약에는 위산을 억제하는 성분이 들어 있습니다. 위산부족일 경우 위장약 복용이 오히려 증상을 악화시키는 원인이 될 수 있는 것입니다.

위산과다와 위산부족을 쉽게 확인해볼 수 있는 방법은 없을까요? 제대로 된 검사법은 아니지만 집에서 간단한 자가 테스트는 가능합니다. 식사 후 식초 한 숟갈을 물 한 컵에 타서 먹는 겁니다. 만일 소화가 잘되는 느낌이 들면 위산이 부족한 상태일 가능성이 높고, 반대로 속이 아프다면 위산이 과다 분비되고 있는 상태일 수 있습니다. 하지만 어디까지나 이름 그대로 자가 테스트일 뿐 정확한 검사는 병원 진료를 통해 파악해야 합니다.

위장 증상을
절대적으로 믿지 마라

———

———

앞선 설명처럼 위산과다와 위산부족의 증상들은 비슷하면서도 약간의 차이를 보입니다. 여기서 꼭 기억해둬야 할 것이 바로 '위장 증상을 절대적으로 믿지는 말라'는 것입니다. 이 말은 제 임상 경험에서 얻은 깨달음이고, 많은 사람들에게 꼭 하고 싶은 말입니다. 위장에 생긴 질병을 증상으로 진단한다는 것은 성급한 일입니다. 실제 질병 상태와 증상이 전혀 맞아 떨어지지 않는 장기가 위장이기 때문입니다.

위암은 특히나 그렇습니다. 불행하게도 위암은 신호 없이 찾아옵니다. 물론 식욕부진, 체중 감소, 소화불량과 같은 증상을 동반한다고 알려져 있기는 하지만, 위암 초기에는 그런 증상이 없는 경우가 훨씬 더 빈번합니다. 아무 증상 없이 잘 지내다가 건강검진에서 위 내시경검사를 통해 조기 위암이 발견되는 경우가 꽤 많습니다.

조기 위암은 암세포가 점막 또는 점막 하층까지만 분포되어 있는 상황입니다. 조기 위암의 경우는 '내시경점막하박리술(ESD)'이나 '위절제술'을 실시하면 90% 이상의 생존률을 보입니다. 그러나 증상을 통해서는 조기 위암을 의심하거나 알아차릴 수가 없고, 증상을 느낀 후라면 암이 상당히 진전된 상황이죠. 따라서 건강검진 등 정기검사 등을 통해서 지속적인 관찰이 필요합니다.

이와는 반대로, 소화불량, 더부룩함 등 특유의 심한 위장 증세을 호소하는 경우라도 실제 검사에서는 가벼운 위염 정도만 발견되는 경우도 있습니다. 이유는 위의 움직임이 정상적이지 못해서인데, 이는 주로 스트레스와 관련이 많습니다. 이렇게 위의 증상과 실제 내시경상에서의 병변은 전혀 예측하기 어려울 정도로잘 맞지 않는 경우가 많습니다. 궤양을 동반한 위암의 경우도 일반적인 위궤양이나 위염의 증상과 아주 유사해 보일 때가 있습니다. 그래서 약을 먹으면 잠시 증상이 좋아지는 것 같아 방치했다가 조기 위암을 발견하지 못하는 일도 많지요.

따라서 다시 한번 강조하지만, 약을 통해 통증이 잠시 개선되었다 하더라도 통증과 호전이 반복된다면 병원에서 정확한 검진을 받아야 합니다.

한국에서 유독 위암 발병률이 높은 이유

우리나라에서는 해마다 10만 명당 50~60명의 위암 환자가 발생하고 있는데, 이는 미국의 약 10배에 달하는 수준이며 위암 발병률로 세계 1위에 해당합니다. 우리나라 사람이 유독 위암에 취약한 이유는 뭘까요? 바로 식습관 때문입니다.

위암을 일으키는 발암물질은 크게 3가지로 소금, 니트로소아민(nitrosoamine), 이종환식아민(heterocyclic amines)입니다. 이 중 소금은 위 점막의 암 촉진인자로 알려져 있습니다. 그러나 한국인의 소금 섭취량이 너무 많은 것이 문제입니다. 세계보건기구(WHO)가 권장하는 하루 소금 섭취량은 6g인데 한국인의 평균 소금 섭취량은 14~24g입니다. 또 단백질이나 지방이 탄 부위에는 이종환식아민과 같은 발암물질이 들어 있고 생선, 고기 등을 석쇠나 숯불에 직접 구우면 벤조피렌(benzopyrene)과 같은 발암물질이 생성됩니다. 이런 것들은 위암 발생률을 3배 이상 높이는데, 불에 직접 구워 먹는 것을 좋아하는 우리나라 사람들은 그만큼 발암물질에 노출되기 쉽습니다.

그리고 하나 더, 위암 발병인자가 있는데요. 바로 헬리코박터 파일로리균(Helicobacter pylori菌)입니다. 1983년 처음 발견된 헬리코박터 파일로리균은 위에서 살면서 위염, 위궤양뿐 아니라 위암을 일으키는 원인균입니다. 세계보건기구에서 지정한 '1군 발암물질'이기도 합니다. 위암 환자 중 약 71~95%가 이 균에 감염된 것으로 확인되었습니다. 헬리코박터 파일로리균이 직접 위점막을 파고들어서 염증을 일으키는 것은 아니지만, 위점막을 자극하는 독성물질을 분비해 염증을 유발하고, 결국 위세포를 파괴합니다. 이렇게 되면 위축성 위염이 생기고 이후 위암으로 발전할 가능성이 높아지지요. 물론 헬리코박터 파일로리균에 감염된 모든 사람이 위암에 걸리는 것은 아닙니다. 감염자의 약 8%에서 위암의 전 단계로 알려져 있는 이형성이 발생하고, 약 1%에서 위암이 발생합니다.

또한 위 점막에 존재하는 특정 단백질에 대한 유전자 변이가 발생한 사람에게 주로 위암 발생이 많다고 알려져 있습니다. 즉, 유전적 요인도 위암에 중요한 요인으로 작용합니다. 따라서 위암 가족력이 있거나 위내시경 소견에서 위축성 위염, 또는 장상피화생을 발견했다면 위암의 고위험군으로 생각하고, 헬리코박터 파일로리균을 제거하는 치료를 하는 것이 좋습니다. 실제로 헬리코박터 파일로리균을 제균한 경우 위암 발생 위험률을 55%나 줄일 수 있다는 보고가 있습니다.

위축성 위염에서 염증이 더 진행되면 결국 화생성 위염이 됩니다. 화생성 위염이란 위 점막이 오랜 시간 자극을 받다 보니 점막 모양이 변성을 일으켜 위가 아닌 소장이나 대장의 점막 모양으로 변화된 것을 말합니다. 이러한 경우를 '장상피화생'이라고 부릅니다.

내시경검사를 하고 나서 장상피화생이 있다는 이야기를 들어 본 분들이 꽤 많을 겁니다. 장상피화생이 있다면 위 점막이 정상인 사람보다 위암 발생 위험률이 약 9배까지 높아집니다. 그러므로 주기적인 내시경검사를 통해 위 점막을 관찰하는 것이 좋습니다. 또 필요하다면 주치의와 상담하여 헬리코박터 파일로리균 검사를 하고 감염되어 있다면 제균 치료를 하는 것이 도움이 됩니다.

우리나라 사람들이 헬리코박터균에 잘 감염되는 이유는 음식을 함께 떠먹는 음식문화와 관련이 있습니다. 하지만 최근 들어 다행스럽게도 한국인의 헬리코박터 파일로리균 감염률이 줄어들고 있습니다. 20년 전만 해도 전체 성인의 70%가 감염되어 있었지만, 최근에는 점차 줄어서 50% 이하로 떨어졌고 앞으로도 계속 줄어들 것으로 보입니다. 여전히 30% 수준인 선진국에 비해서는 높은 편이지만 헬리코박터 파일로리균에 대한 대중의 인지도가 높아지면서, 식생활 위생과 제균 치료에 적극적으로 나선 것이 감소 요인으로 작용한 것으로 보입니다.

여러 가지
위 검사 방법

위장 질환들을 조기에 발견하고 치료하기 위해서는 적극적인 검사가 필요합니다. 대표적으로 위 내시경검사입니다. 위 내시경검사는 만 40세가 넘으면 증상이 없어도 2년마다 해야 합니다. 그러나 증상이 있다면 나이에 상관없이 해야 하지요. 또 위축성 위염이나 장상피화생이 있다면 1년마다 위 내시경검사를 받는 것이 좋습니다.

간혹 위내시경이 불편하고 힘들어서 대신에 위장조영촬영술을 하는 경우도 있지만, 위장조영촬영술보다는 위내시경이 위암 발견율이 높습니다. 물론 위장조영촬영술도 장점이 없는 것은 아닙니다. 위의 전체적인 움직임과 모양을 볼 수 있어서 위내시경의 단점을 보완할 수 있습니다. 그러나 암 검진 차원에서 둘 중 한 가지만 선택해야 한다면 위내시경이 더 정확합니다. 그래도 좀 더 정확한 검사를 위해서는 두 가지 검사를 다 하는 것이 좋겠지요.

복부CT를 통해서 위장 질환을 잡아낼 수도 있습니다. 하지만 정확도가 내시경보다 떨어집니다. 위장, 대장과 같이 장의 벽 안쪽에 생기는 염증이나 종양을 확인하는 데 내시경을 통해 육안으로 확인하는 것만큼 정확한 것은 없기 때문입니다. CT는 오히려 간, 담낭, 췌장, 신장과 같은 장기에 혹이 있는지 확인하기에 좋습니다. 만약 CT로 위의 종양을 발견한다면, 대개 암이 이미 많이 진행된 상태인 경우가 많습니다.

위 내시경검사의 경우 위장만 보는 것은 아닙니다. 식도부터 시작해서 위장을 잘 살피고, 위장 다음에 소장으로 연결되는 첫 부분인 십이지장까지 살핍니다. 십이지장은 샘창자라고도 부르는데, 소장의 가장 앞부분을 말합니다. 손가락 12개를 옆으로 늘어놓았을 때의 길이만큼 길다고 해서 십이지장이라는 이름이 붙었지만, 실제 길이는 약 25cm로 더 깁니다. 소장의 길이는 약 6~7m나 됩니다. 크게 십이지장, 공장, 회장으로 나눌 수 있는데, 위의 바로 다음 부분이 십이지장입니다. 십이지장을 샘창자라고 부르는 이유는 여기에 여러 가지 소화액이 모이기 때문인데요. 십이지장에서는 이자액과 쓸개즙을 분비합니다. 위에서 넘어온 산성의 위액과 음식물은 십이지장에서 중화되어야 하는데, 여기서 문제가 생기면 궤양이 생깁니다. 그래서 위산이 많아질 때 위궤양뿐 아니라 십이지장궤양이 잘 생기므로 반드시 위 내시경검사 시에 십이지장까지 확인해야 합니다.

그 아래로 이어지는 공장과 회장은 매우 깁니다. 식도, 위, 십이지장까지는 위내시경으로 확인이 가능하고, 대장은 대장내시경으로 확인할 수 있지만 중간에 있는 공장과 회장은 내시경검사를 하기 어렵습니다. 다행인 것은 그 부분에 암과 같은 질환이 나타나는 빈도가 매우 드물다는 것입니다. 그래도 소장의 질환을 확인하고자 한다면 캡슐내시경을 해볼 수 있습니다. 캡슐내시경은 동전보다 작은 크기의 캡슐 내부에 카메라와 전송장치가 있어서, 캡슐이 소화관을 지나면서 사진을 찍어 컴퓨터로 전송합니다. 물론 직접 내시경을 손으로 조작하면서 보고 싶은 부분을 자세히 볼 수 있는 위, 대장내시경에 비하면 정확도가 떨어지지만, 최근에 점차 기술이 발전하면서 검사 정확도가 매우 높아지고 있습니다. 원인을 찾지 못하는 소화관 출혈이나 소장의 염증성 질환, 또는 종양이 의심될 때 해볼 수 있습니다.

과로가 일상이 되고 스트레스와 수면 부족이 증가하면서 위장 질환도 빈번해지고 있습니다. 뇌에서 위장에 보내는 교감신경이 급격히 활성화되면서 위장과 대장, 소장과 연결된 네트워크가 악화되기 때문인데요. 이른바 스트레스성 위염입니다. 스트레스와 관련해서는 이후에 다시 살펴보겠지만, 악순환적인 요소가 존재합니다.

스트레스는 숙면을 방해하고 낮잠에 의존하게 만들죠. 간혹 주말에 잠을 몰아서 잔다고 하는 사람들이 이런 경우에 해당합니다. 이런 분들은 식후에 바로 드러눕는 습관을 가질 확률이 높습니다. 위장 입장에서는 호르몬의 불균형과 함께 위산 역류 등 내

우외환의 문제가 생겨나는 것입니다. 더군다나 운동 부족으로 몸이 무거워지고, 다시 그 부담이 위에 가중됩니다. 대부분의 질병이 그렇지만, 몸은 적당히 움직이지 않으면 더 움직이기 어렵고 그래서 또 악화되는 게 하나의 패턴입니다. 스트레스를 받지 말라고 해서 스트레스가 사라지는 것은 아니니까요.

그러나 작은 시간이나마 몸을 움직이고, 바깥바람과 햇볕을 쬐면 신기하게 몸과 머리가 맑아지곤 합니다. 그러니 짧게라도 몸을 움직이며 스트레스에서 벗어날 시간을 꼭 가져보시기 바랍니다.

O9

대장과 소장

외식과 패스트푸드 중심의 식습관이 자리를 잡으면서 증가한 질병이 대장, 소장 질환입니다. 눈에 띄게 장염과 같은 바이러스 및 세균 질환이 증가했고, 대장암처럼 무서운 병도 예전에 비해 확실히 많아졌습니다.

특히 대장암은 위암과 비교해 그 증가세가 뚜렷한데요. 건강보험심사평가원에서 지난 8년 동안(2010~2017년) 진료환자 수 추이를 살펴본 결과, 위암이 13만 6,000여 명에서 14만 8천여 명으로 16.9% 증가하는 동안, 대장암은 11만여 명에서 15만 4,000여 명으로 39.3%나 늘어난 것으로 밝혀졌습니다.

소장과 대장 질환에 대한 대중의 관심이 과거보다 높아졌다고는 하나 식습관 등 여전히 우리가 관심 갖고 살펴봐야 할 것들이 많아 보입니다. 소화계 두 번째 부분으로 소장과 대장에 대해 알아보겠습니다.

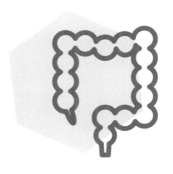

장은 신체의
외부일까? 내부일까?

음식을 먹으면 식도를 타고 위로 넘어갑니다. 그리고 소장, 대장을 거쳐서 대변으로 나옵니다. 그런데 여기서 짚고 넘어가야 할 것이 있습니다. 음식이 지나가는 통로, 즉 장의 안쪽 공간은 신체의 내부일까요, 외부일까요? 의학 전문가가 아닌 사람들에게는 매우 까다로운 질문입니다. 보통 몸의 안쪽에 있기 때문에 내부에 속한다고 생각하기 쉽습니다. 그러나 의학적 관점에서는 외부로 봅니다. 그 이유는 입부터 항문까지는 외부와 통하는 공간이기 때문입니다. 음식물이 완전히 분해되고 소화되어서 영양소가 장의 점막에 흡수된 이후부터가 신체의 내부입니다. 그래서 장의 점막들은 사실 외부와 접하고 있는 신체 부위로 이해하는 것이죠.

　장의 점막 면적은 피부 면적의 200배에 달합니다. 장의 점막이 아주 작은 융모세포로 되어 있기 때문이죠. 융모는 돌기 모양으로 생겼는데요. 하나의 융모를 더 자세히 관찰하면 더 작은 미세 융모들로 이루어져 있습니다. 이 융모 때문에 장은 매우 큰 표면적을 가집니다. 융모들을 모두 펼치면 그 넓이가 테니스코트 2개의 면적이라고 하니 가히 놀랄 만합니다. 그래서 장은 외부와 접촉하는 가장 큰 장기입니다.

장의 점막은 넓은 면적을 통해서 매일 들어오는 음식물을 소화시키고 영양소와 독소를 구분해 받아들입니다. 영양소는 흡수해서 혈액으로 보내고, 독소는 점막의 방어막을 통해 차단하죠. 이러한 장의 기능은 우리의 건강에 아주 중요합니다. 우리가 살아가는 에너지를 받아들이는 곳임과 동시에 독소를 차단하는 1차 저지선의 역할을 하고 있기 때문입니다.

대 장 용 종 은
대 장 암 의 씨 앗 이 다

과거 대장암은 주로 서양 사람들이 많이 걸리는 '선진국병'이라 불리는 질환이었습니다. 그런데 우리나라 식습관이 서구화되면서 대장암 발생이 급격히 증가하고 있습니다. 2017년 통계에 따르면 우리나라 전체 암 중 대장암이 12.5%의 발생률로 2위를 차지하고 있다고 합니다. 더욱이 그 증가세는 여타 다른 암보다 더욱 빠르다고 하지요.

　대장암은 물론 예방이 가장 중요하겠지만, 조기에 진단하는 것도 중요합니다. 이를 위해서 대장내시경검사가 유용합니다. 대장내시경을 하다 보면 성인 3명 중 1명 꼴로 용종이 발견되는데, 전문의들은 이 대장용종을 대장암의 씨앗이라고 부릅니다. 사실 대장용종은 증상이 전혀 없습니다. 그래서 대장내시경검사를 하지 않으면 모르고 살기 쉽죠. 용종은 점막 일부가 혹 형태로 돌출된 것을 말하며, 크게 종양성 용종과 비종양성 용종으로 나눕니다. 용종 중 절반은 대장암으로 발전할 가능성이 있는 종양성 용종입니다. 종양성 용종은 크게 선종성 용종, 유암종, 악성 용종으로 나뉘는데, 발견 즉시 제거하는 것이 원칙입니다.

　따라서 증상이 없어도 40세 이상부터는 5년, 50세 이상부터는 적어도 3년에 한 번씩 대장내시경을 받아 상태를 체크해야 합니다. 그러나 최근에는 30대에서도 이르게 대장암이 발병하기도 해서, 가급적이면 40대 이하라도 한 번쯤 대장내시경검사를 진행하는 것이 좋습니다. 특히 식욕부진, 체중 감소, 갑작스러운 변비나 설사, 대변의 굵기 가늘어짐, 원인을 모르는 복통, 검붉은 색이나 선홍색 혈변과 같은 증상들이 나타나거나 대장암 가족력이 있다면, 지체 말고 검사를 받아보는 것이 좋습니다.

―――― 착한 하수처리장

이 밖에 대장암을 검사하기 위한 방법으로 대변에서 피가 섞여 나오는지 확인하는 분변잠혈검사가 있는데요. 다만 이 검사는 대장내시경에 비해 정확도가 떨어지는 단점이 있습니다. 실제 대장암 환자중 22~50%가 분변잠혈검사에서 정상으로 나오기도 합니다. 그렇다고 분변잠혈검사에 장점이 없는 것은 아닙니다. 검사 전날부터 번거롭게 장을 비워야 가능한 대장내시경에 비하면 매우 간단하고 쉽습니다. 따라서 대장내시경을 할 수 있는 시간적 여력이 없다면 특별한 대장암 예후가 없더라도 적어도 45세부터는 1~2년에 한 번씩 분변잠혈검사를 권고하고 있습니다.

장만 살려도 몸이 살아난다

앞에서 설명한 것처럼 입부터 항문까지는 외부와 통하는 공간이기 때문에 외부로 봅니다. 장으로 들어온 음식물이 완전히 분해되고 나서 그 영양소들이 흡수되면 그때부터는 인체의 내부로 들어온 것으로 봅니다. 따라서 장의 점막은 외부로부터 영양소를 받아들이고 독소물질은 막아내는 1차 관문입니다. 그런데 1차 관문에 미세하게 문제가 생기는 경우가 있습니다.

외부와 접촉하는 장기인 피부는 비교적 단단한 조직으로 이루어져 있습니다. 반면 장의 점막은 아주 부드러운 세포로 이루어져 있어서 피부조직보다 훨씬 쉽게 손상받을 수 있습니다. 문제는 우리가 먹는 수많은 음식에는 점막조직을 손상시킬 수 있는 물질들이 많이 포함되어 있다는 것입니다. 예를 들면 맵고 짜거나 기름진 자극적인 음식들, 수많은 식품 첨가물, 알코올(술)과 약물입니다. 그뿐 아니라 장에서 살아가고 있는 많은 세균 중에서 유해균이 뿜어내는 독소로부터도 점막조직이 공격받습니다. 그런데 이렇게 여러 가지 원인으로 손상을 받은 장의 점막은 안타깝게도 눈으로 보이지 않습니다. 즉, 내시경검사를 해도 병변으로 진단되지 않는 것이죠. 워낙 미세한 점막의 손상이기 때문입니다. 보통 내시경을 통해서 진단되는 질환은 염증이 심하거나, 궤양 또는 암과 같은 눈에 보이는 질환입니다.

이처럼 눈에 보이지도 않으면서 점막에 미세한 손상이 생기면 어떤 일이 벌어질까요? 우리 몸이 약해지는 원리는 단순합니다. 가랑비에 옷 젖는 것처럼 서서히 약화되다가 큰 병이 됩니다. 장 점막이 손상되면 정상적으로 흡수해야 할 영양소를 받아들이지 못하고, 반대로 들어오면 안 되는 독소를 통과시키는 시스템 오류를 일으킵니다. 이렇게 흡수된 독소가 혈관을 타고 온몸을 돌면서 각종 염증반응을 일으키게 되는데, 이런 증상을 '장누수증후군'이라고 합니다.

　현대의학에는 이런 병명이 없습니다. 그러나 기능의학에서는 매우 중요한 임상적 상황입니다. 장누수증후군이 있으면 설사, 변비와 같은 장 관련 증상뿐 아니라 전신 증상이 나타날 수 있습니다. 그리고 기능의학에서 실시하는 장 투과도검사나 소변유기산검사를 통해서 실제 장누수증후군이 있는지를 간접적으로 확인할 수도 있습니다. 여기서는 독자들의 상태를 간단히 스스로 진단해볼 수 있는 설문지를 준비했습니다. 실제 임상에서도 사용되는 설문지이니, 체크해보고 스스로의 상태를 진단해봅시다.

각 질문에 대해, 아래에 해당하는 점수를 적는다.

0 = 증상이 전혀 없거나 거의 없을 때
1 = 증상이 약하게 있거나 가끔 있을 때
2 = 증상이 중간 정도 있거나 종종 있을 때
3 = 증상이 심하거나 거의 항상 있을 때

---

* 1.　만성 혹은 빈번한 피로가 있다. ——————————— ☐
* 2.　술을 마시면 몸이 힘들다. ——————————————— ☐
* 3.　음식 알레르기가 있다. ————————————————— ☐
* 4.　기억력이 떨어지거나 감정 변화가 심하다. ————— ☐
　5.　밤에 자주 깬다. ———————————————————— ☐

6. 잠을 잘 못 잔다. ☐

7. 피부에 멍이 잘 든다. ☐

8. 피부 상처가 잘 낫지 않는다. ☐

*9. 습진이 있거나 피부에 발진이나 두드러기가 있다. ☐

10. 아토피가 있다. ☐

11. 기미, 주근깨가 있다. ☐

12. 화장이 잘 받지 않는다(여성). ☐

13. 무좀이 있다. ☐

14. 입안에 염증이 있다. ☐

15. 잇몸이 좋지 않다. ☐

16. 알레르기성 비염이 있다. ☐

*17. 축농증이 있거나 코가 잘 막힌다. ☐

18. 감기가 없어도 기침을 한다. ☐

19. 천식이 있다. ☐

*20. 속이 매스껍고 헛구역질이 난다. ☐

21. 속이 쓰리다. ☐

22. 잘 체한다. ☐

*23. 변비나 설사가 있다. ☐

24. 변이 묽다. ☐

*25. 배가 아프거나 가스가 차거나 방귀가 잦다. ☐

26. 변이나 방귀의 냄새가 독하다. ☐

*27. 대변에 피가 섞여 나오거나 점액이 섞여 나온다. ☐

*28. 만성 소화불량이나 염증성 장 질환이 있다. ☐

29. 생리량이 많다가 적다가 한다(여성). ☐

30. 생리 주기가 불규칙하다(여성). ☐

31. 생리통으로 고생한다(여성). ☐

32. 냉증으로 고생한다(여성). ─────────────── ☐
* 33. 관절염이 있거나 관절이 붓거나 통증이 있다. ──── ☐
34. 근육통이 있다. ─────────────────── ☐
35. 두통(생리통이 아닌)으로 고생한다. ──────── ☐
* 36. 아스피린이나 타이레놀 등 진통제를 쓴다. ───── ☐
* 37. 최근 1년 안에 항생제를 사용한 적이 있다. ───── ☐

▶ 별표(*) 문항 점수만 합산한다.

점수	해석
1~5	가능성 적음
6~10	가능성 있음
11~19	가능성 많음
20~	거의 있음

▶ 전체 문항 점수 합계

해석	남자	여자
가능성 적음	1~10	1~12
가능성 있음	11~20	13~24
가능성 많음	21~39	25~46
거의 있음	40~	47~

약해진 장을 해독하는 '5R 시스템'

설문지 해석을 통해서 자신의 점수가 어디에 해당되는지 살펴보셨습니까? 별표(*) 문항에서 나온 점수와 전체 문항 점수로 본 해석이 거의 동일하게 나오는 경우가 많습니다.

　장누수증후군을 예방하거나 치료하기 위해서는 작전을 잘 짜야 합니다. 장을 정화해주는 이 작전은 바로, 영문 다섯 글자의 앞 글자를 딴 5R 시스템입니다. 5R은 Remove(제거), Replace(교체), Reinoculation(재접종), Repair(재생) 그리고 마지막으로 Rebalance(재조정)입니다. 이 원리를 이해하고 일상생활에서 실천한다면 장누수증후군은 물론 습관성 장염 등 전반적인 장 체질이 눈에 띄게 개선될 것입니다.

　Remove는 장으로 들어오는 독성물질을 제거하는 것입니다. 사실 독성물질을 원천적으로 봉쇄하기 위해서 먹는 음식에서부터 독성을 제거해야 합니다. 즉, 화학조미료나 지나친 소금, 설탕, 자극적인 음식, 알코올, 필요 없는 약물, 인스턴트식품 등을 먹지 않는 것입니다.

　Replace는 장내에 정상적인 환경을 만들어주는 것입니다. 예를 들면 상습적인 제산제의 복용으로 위의 산도가 적절치 못하면 정상적인 환경이 아닙니다. 또 장누수증후군이 생기면 장에서 분비하는 여러 효소의 분비가 줄어듭니다. 이때 효소나 산도를 정상화해야 합니다. 그래서 제산제의 복용을 줄이고 산도 조절을 위한 보조제나 또는 여러 효소들을 처방하기도 합니다.

　Reinoculation은 아주 중요한 단계입니다. 바로 몸에 유익한 세균을 장내에 투여하는 것입니다. 고용량의 유산균을 투여해서 장에 유익한 균주의 양을 늘려줍니다. 그리고 유산균이 잘 살아가기 위해서는 유산균의 먹이인 섬유질이 많은 음식을 섭취하는 것이 매우 중요합니다.

　Repair는 파괴되어 있는 것들을 회복하는 과정입니다. 손상된 장 점막을 빨리 회복시켜줄 수 있는 것들은 비타민B군과 필수 미네랄이고, 글루타민(glutamine)과 같은 아미노산, 초유성분, 알로에 베라, 오메가3지방산과 같은 영양소도 있습니다.

　Rebalance는 심리적 스트레스 관리를 통해 장을 안정시키는 것입니다. 심리적 스트레스는 자율신경의 불균형을 일으켜서 장의 정상적인 연동운동을 방해하기 때문인데요. 그래서 심리적 스트레스는 장 건강과 밀접한 관련이 있습니다.

　앞에서도 강조했지만, 우리의 장은 단순히 음식을 소화시키고 영양소를 흡수하는 기능만 있는 것이 아닙니다. 외부와 접촉하는 가장 큰 기관이면서 독소를 걸러내는 1차 관문입니다. 장을 건강하게 만드는 것은 수많은 외부 독소물질로부터 우리를 보호하는 일입니다. 유산균 섭취가 간 영양제만큼이나 각광받는 이유도 이런 맥락에서 비롯된 것입니다.

내시경 결과는 정상인데, 왜 배가 아플까?

스트레스를 많이 받거나 긴장할 때, 속이 불편해 화장실을 들락 날락거리는 분들 계시죠? 과민성대장증후군을 가진 사람들의 흔한 행동입니다. 과민성대장증후군은 치료가 어렵고, 재발이 쉬운 만성 장 질환입니다. 생명에 위협이 될 정도는 아니지만 변비, 설사, 복통, 복부팽만감, 배에서 소리가 나는 등의 증상들로 중요한 시험을 앞둔 수험생이나 회의가 잦은 직장인들에게 매우 불편을 줍니다.

과민성대장증후군의 숨겨진 원인으로 지목되는 것은 '장 기능의 문제'입니다. 그래서 음식물 소화와 함께 소장과 대장의 수축과 팽창이 정상적으로 이루어지는지 등을 체크해 장 기능의 문제를 파악하는 것이 우선입니다. 예를 들어, 대장의 연동운동이 저하되면 대변을 볼 때 힘들고 대변 상태가 단단한 '변비형'이 나타납니다. 반대로 대장의 연동운동이 항진된다면 대변이 무르고 변이 가늘게 나오는 '설사형'이 나타납니다. 설사와 변비가 혼재되어 나타나는 '혼합형'도 있습니다. 배꼽 주위나 아랫배가 아픈 '복통형', 아랫배가 빵빵해지고 방귀가 잦은 '팽만형' 등의 특징도 살펴야 합니다. 스트레스 역시 환자의 자율신경계의 균형을 깨뜨려 소화기관의 기능에 악영향을 줄 수 있습니다. 이처럼 과민성대장증후군의 여러 증상은 장의 기능적 문제에 의해 발생되는 것으로 볼 수 있습니다.

치료도 중요하지만, 먼저 식습관과 생활습관을 개선하고 관리해야 합니다. 과민성대장증후군에는 다양한 증상이 혼재하기 때문에 각 증상별로 적절한 관리를 해야 합니다. 예를 들어, 차고 자극적인 음식을 줄이고 술과 유제품 섭취를 제한하며, 과식하지 않는 건 공통적으로 필요한 조치지만 설사가 나타나는지 변비가 나타나는지에 따라 피해야 할 음식은 달라집니다.

일반적으로 변비형의 경우에는 현미 잡곡밥을 비롯해 감자, 고구마처럼 섬유질이 많이 함유된 음식을 섭취하는 것이 좋고, 설사형의 경우에는 쌀로 만든 떡 종류나, 두부, 바나나, 딸기 등이 좋습니다. 설사형 과민성대장증후군 환자의 경우에는 일반적으로 위장에 좋다고 알려진 양배추나 사과가 오히려 복통과 설사를 더욱 유발할 수 있습니다. 따라서 정확한 진단을 통해 증상과 원인을 찾아 관리 방법을 선택하는 것이 가장 현명합니다.

물론 건강한 장을 위해서는 걷기도 중요합니다. 틈틈이 걷고 음식은 정해진 시간에 규칙적으로 섭취하며 수면 4시간 이전에는 음식 섭취를 금해야 합니다. 또한 식사를 할 때는 되도록 천천히 먹고 잘 씹어 먹어야 합니다. 입안의 소화효소가 섞여 들어가 소화가 더 잘되기 때문입니다. 평소에 물을 많이 마시는 것도 예방법으로 좋습니다.

IO

장수의 기본조건
뼈와 근육

나이가 들면 눈에 띄게 약해지는 것이 뼈와 근육입니다. 특히 50대 이후부터는 눈에 띄는 근육 감소와 칼슘이 빠져 생기는 골다공증도 걱정해야 합니다. 뼈와 근육이 약해지면 거동이 어려워지고 그래서 체중이 증가하게 됩니다. 그러면 또다시 뼈와 근육에 무리를 발생시키는 악순환이 반복되지요.

나이를 이겨낼 수는 없지만 뼈와 근육이 약해지는 것을 최대한 막는 방법이 없는 것은 아닙니다. 걷기 등 저수준 유산소운동은 물론이고, 적당한 근력운동을 통해 근육 손실을 최대한 억제하는 것입니다. 구순 넘어도 팔팔하게 거동하는 어르신들의 비밀이 저만큼 멀리 있는 게 아닙니다. 여기서는 뼈와 근육의 건강을 지키기 위한 여러 가지 이야기들을 해보겠습니다.

우리가 잘 몰랐던 ———
뼈와 근육의 일 ———

성경에는 아담의 갈비뼈로 하와가 탄생되었다고 기록되어 있습니다. 실제로 현대의학에서는 갈비뼈의 일부를 떼어내서 손상이 생긴 다른 부위를 복원하는 등 갈비뼈를 이용하여 수술을 하는 경우가 많죠. 이 수술을 '아담의 수술(Adam's operation)'이라고 부릅니다. 이렇게 뼈는 다른 곳으로 옮겨 붙여도 다시 잘 재생되어서 새로운 뼈를 만듭니다. 이렇게 재생이 가능한 이유는 뼈가 가지고 있는 여러 가지 특징 때문입니다.

뼈와 뼈가 만나 연결되는 부위가 '관절'입니다. 뼈와 관절은 우리 몸을 지탱하고 있을 뿐 아니라 우리가 정상적으로 걷고 움직이고 생활할 수 있게 해주는 중요한 구조물이죠. 나이가 들어도 백세까지 건강하게 걷고 움직이기 위해서는 이 구조물을 잘 알고 보존해야 합니다. 쓰면 쓸수록 닳으니까요.

——— 장수의 기본조건

사실 뼈는 다들 알고 계신 하드웨어로서의 역할, 그 이상의 일을 합니다. 바로 피를 만드는 일인데요. 피는 심장과 혈관을 통해 온몸을 돌면서 산소와 영양분을 공급하는 매개체입니다. 이렇게 중요한 피가 만들어지는 곳이 뼈의 가운데에 있는 '골수'입니다. 골수는 뼈 사이 공간을 채우고 있는 부드러운 조직입니다. 여기서 백혈구, 적혈구, 혈소판과 같은 혈액세포가 꾸준히 만들어집니다. 골수는 많은 줄기세포들을 가지고 있어서 혈액세포뿐만 아니라 연골조직과 골조직도 만들어냅니다. 이 덕분에 뼈에 손상이 와도 재생시킬 수 있는 것입니다.

또 뼈는 여러 가지 주요 무기질들을 저장하고 조절하는 역할을 합니다. 칼슘, 마그네슘, 인과 같은 무기질을 뼈를 구성하는 성분으로 저장하고 있다가, 혈액에서 필요할 때 혈액으로 내보내기도 합니다.

그리고 뼈는 근육, 인대, 관절과 함께 힘을 이용하여 움직임을 만들어냅니다. 뼈에 붙어 있는 인대는 끈처럼 생겼습니다. 뼈와 뼈 또는 뼈와 근육을 연결하면서 단단히 잡아 고정해주는 역할을 하고 있어 흔히 '힘줄'이라고 부릅니다. 근육은 근육세포들이 모여 만들어진 조직입니다. 질긴 힘줄로 뼈와 연결되어 있고, 실상 뼈를 움직여 행동할 수 있게 만드는 힘이 근육에서 나옵니다. 근육의 수축과 이완을 통해 팔을 구부릴 수도 있고 펼 수도 있습니다. 근육의 개수는 측정 방법에 따라 640~850개로 알려졌는데 이는 뼈의 개수보다 약 3~4배 더 많은 수치입니다. 이렇게 많은 근육들은 뼈의 여기저기에 인대로 연결되어서 수축과 이완을 하면서 정교한 동작을 만들어냅니다.

중년의 공포, 뼈에 구멍이 생기는 이유

수년 전 우측 갈비뼈 부위가 아프다는 70세 여성 환자가 진료실을 찾아오셨습니다. 우선 엑스레이를 찍어보았는데, 그 결과, 환자도 저도 깜짝 놀랄 수밖에 없었습니다. 우측 9번째 갈비뼈에 골절이 있었던 것입니다. 그런데 아무리 생각해봐도 골절이 생길 만한 특별한 충격을 받은 적이 없다고 하셨거든요. 나중에야 그 골절의 원인을 알게 되었습니다. 일곱 살짜리 손자를 안다가 살짝 부딪힌 것 때문이었습니다.

이처럼 노년층은 가벼운 충격에도 골절이 잘 생기는데요. 그 이유는 뼈 안쪽에 구멍이 생겼기 때문입니다. 골 밀도가 감소하면서 골 강도가 약해지는 '골다공증'은 매우 흔한 뼈 질환입니다. 그런데 문제는 특별한 전조 증상이 없다는 것입니다. 골다공증을 확인하는 골밀도검사를 해보기 전에는 확인하기가 어렵습니다. 그래서 많은 사람들이 골다공증이 있는 줄 모르고 살다가, 작은 충격에 골절을 경험하게 됩니다. 그래서 골다공증을 '소리 없는 도둑'이라고 부르기도 하죠.

일생에 뼈가 가장 튼튼한 때는 20~30대입니다. 40대부터는 계속해서 골밀도가 자연적으로 감소합니다. 뼈는 일생 동안 생성되고 흡수되는 과정을 반복하면서 뼈세포들이 교체되는데, 그 비율의 차이로 골다공증이 발생합니다. 보통 1년이 지나면 뼈의 10%가 새로운 세포로 교체됩니다. 결국 10년이면 모두 새로운 뼈세포로 바뀝니다. 그런데 새로 생성되는 속도보다 파괴되는 속도가 더 빨라져 차이가 생기면 뼈의 밀도가 점차 줄어들게 됩니다. 결국 50대에 접어들어, 여성은 폐경기와 동시에 급속도로 골밀도가 줄어듭니다. 그래서 골다공증의 유병률을 보면 여성이 남성보다 5배 정도 더 높습니다. 하지만 남성들도 안심할 수 없습니다. 골절로 인한 사망률만 따져보면 오히려 여성보다 높기 때문입니다.

2018년 서울아산병원에서 조사한 남성 골다공증 실태를 보면, 50대에서는 3.3%였던 유병률이 60대, 70대로 넘어가면서 7.1%, 17.7%로 급증합니다. 게다가 골절이 똑같이 생겨도 남성이 여성보다 예후가 더 나쁩니다. 골절 발생률은 여성이 남성보다 2배

높지만, 사망률은 반대인 거죠. 70세 이후 대퇴골에 골절이 생기면 1년 이내 사망할 확률이 여성은 34%, 남성은 54%입니다. 이 때문에 국민건강보험공단에서는 여성은 65세, 남성은 70세부터 1년에 한 번 골다공증검사를 권장하고 있습니다. 건강보험 혜택도 받을 수 있습니다.

남성의 골다공증 예후가 더 나쁜 이유에는 '골다공증은 여자가 걸리는 병'이라는 잘못된 인식 탓도 있습니다. 여성의 경우 폐경기가 되면, 골다공증에 관심을 갖고 검사나 치료를 받지만 남성들은 대부분 그렇지 못한 거죠. 남성 역시 50~60대가 되면 남성호르몬이 줄어 골밀도가 감소하는데 말입니다. 조사에 따르면 남성 스스로 골다공증이라고 알고 있는 경우가 10%로, 여성의 절반도 안 됩니다. 그리고 스스로 알고 있어도 치료를 받는 경우가 여성은 36%이지만 남성은 겨우 16%뿐입니다. 그래서 최근에는 남성 골다공증에 대한 관심이 필요하다는 이야기가 나오고 있습니다. 만약 당신이 남성이라면 아래 9가지 경우 중 한 가지만 있어도 골다공증의 위험이 있다고 봐야 합니다.

☐ 성욕감퇴, 무기력증 같은 성호르몬 저하와 관련된 증상이 있다.
☐ 하루에 햇빛을 10분 이상 쬐지 않는다.
☐ 흡연이나 음주를 한다.

☐ 부모 중 골다공증에 의한 골절을 겪은 사람이 있다.

☐ 성인이 된 후 자신의 키보다 낮은 높이에서 넘어져 골절된 적이 있다.

☐ 40세 이후 키가 3cm 이상 줄었다.

☐ 저체중(체질량지수 20 미만)이다.

☐ 스테로이드제를 3개월 이상 연속으로 복용한 적이 있다.

☐ 암 치료 경험이 있다.

사실 골다공증검사는 간단합니다. 단 5분이면 받을 수 있습니다. 고통도 전혀 없습니다. 병원에서 가장 많이 사용하는 검사 방법은 이중에너지X선 흡수계측법(DEXA:Dual Energy X-ray Absorptiometry)입니다. 이름은 어렵지만 옷을 갈아입고 기계에 약 1~2분간 움직이지 않고 누워 있으면 검사는 끝납니다. 그동안 기계는 척추 중 요추 1번부터 시작해서 대퇴골까지 움직이면서 검사를 합니다.

그런데 검사를 하는 과정에 엑스레이를 이용하므로, 방사선 노출을 걱정하는 경우가 있습니다. 이 검사에서 노출되는 방사선 피폭량은 매우 적습니다. 일반적인 흉부 엑스레이에 비하면 10분의 1 정도고, 복부CT 촬영에 비하면 1,000분의 1에 해당되므로 걱정하지 않아도 됩니다. 참고로 같은 날 조영제를 사용하는 다른 검사가 함께 예약되어 있다면, 조영제로 인해서 검사 결과가 부정확해질 수 있으므로 골밀도검사를 먼저 시행하는 것이 좋습니다. 검사 결과는 나이, 성별, 신장, 체중, 인종에 따라 기계의 해석이 달라질 수 있으니 검사자에게 정확히 알려주어야 합니다.

검사 결과가 나오면 가장 먼저 보는 수치는 바로 T값(T-score)입니다. 세계보건기구에서는 T값이 −2.5보다 낮은 경우를 골다공증으로 진단하도록 가이드합니다. 그래서 결과지를 보면서 요추 1번부터 4번까지 각각의 T값과 평균값 그리고 대퇴골의 T값을 확인합니다. 5번 요추는 구조와 자세에 따라서 오차가 많이 생길 수 있어서 측정값에서 제외됩니다. 이렇게 확인한 T값이 −2.5보다 낮으면 골다공증으로 진단됩니다.

그런데 무조건 T값이 낮다고 골절이 잘 생기는 것은 아닙니다. 폐경 이전의 여성이거나 50세 이전 남성에서는 T값이 아무리 낮아도 골절의 위험과 무관하다는 연구 결과도 있습니다. 물론 과거에 골절을 경험한 사람이라면 다릅니다. 그래서 50세 이하의 남성과 폐경 전 여성은 T값보다는 Z값(Z-score)을 기준으로 판단해야 합니다. 그 기준은 −2.0으로 그 이상에서는 연령에 적합한 것으로 보고, 낮으면 연령보다 낮다고 판단하면 됩니다.

사코페니아,
근육이 줄어드는 병

운동을 통해 잘 가꾸어진 근육은 사람들의 부러움을 삽니다. 근육의 생김새가 옷매무새는 물론 멋스러움을 결정하니까요. 그런데 근육에 대해 우리가 잘 모르고 있는 훨씬 중요한 사실이 있습니다. 근육량과 사망률은 직접적인 관계가 있다는 것이죠. 서울아산병원 가정의학교실 연구팀이 65세 성인 560명을 6년간 추적 관찰한 결과, 근육량과 근력이 부족한 사람은 정상 근력을 가진 사람보다 사망 위험이 4.1배나 높았고 걸음걸이까지 느려지면 사망 위험이 훨씬 더 높아졌습니다. 이는 다른 연구팀의 결과와 수치만 차이가 있을 뿐 전 세계적으로 비슷하게 나타났습니다.

참고로, 세계보건기구는 근육량이 줄어드는 것을 단순한 노화현상이 아닌 질병으로 봐야 한다고 결정하고 공식적인 질병명을 부여했습니다. 그 병명은 '사코페니아(sarcopenia)'로, 사코(sarco)는 근육, 페니아(penia)는 감소를 의미합니다.

근육이 줄어드는 것이 어떻게 사망률을 높일까요? 근육의 역할을 살펴보면 이해가 쉽습니다. 일반적으로 근육은 우리 체중의 약 40~50%를 차지합니다. 그리고 크게 3가지 유형으로 나눌 수 있습니다.

- 골격근(뼈대근): 뼈에 붙어서 몸의 형태를 이루는 근육으로 몸, 팔, 다리, 얼굴 및 모든 움직임을 담당한다.
- 평활근(민무늬근): 내부 장기에 분포한 근육으로 소화기관의 움직임이나 혈관, 기관지의 수축과 이완 등에 관련된다.
- 심근(심장근): 심장박동을 한다.

각각의 근육들은 자신의 자리에서 여러 가지 역할을 해냅니다. 근육의 수축과 이완을 통해서 심장을 뛰게 만들고, 자세를 유지하고, 온몸을 움직일 수 있게 하고, 표정을 만들고, 장의 움직임과 혈관, 기관지와 같은 모든 내부 장기들의 움직임을 조절합니다. 한마디로 보이지 않는 구석까지 근육의 역할이 필수적이라는 뜻입니다.

더욱이 이러한 하드웨어적 기능 이외에도 근육은 체온을 유지하는 역할을 합니다. 근육세포에서는 끊임없이 에너지를 만들어 내는 대사 과정이 일어납니다. 음식으로 들어온 당분과 지방산들은 여러 가지 화학반응을 거쳐서 에너지로 만들어집니다. 그 과정이 근육세포에서 일어나는 에너지 대사 과정입니다. 결국 근육의 양이 줄어들게 되면 에너지 대사량도 줄어듭니다. 최근에 가장 큰 문제가 되는 대사증후군을 일으키는 원인이 되는 것이죠.

근육이 사라질 때
혈관에 생기는 일 ─────

대사증후군의 진단 기준 첫 번째는 허리둘레입니다. 복부비만 상태를 보는 것입니다. 이 기준으로 근육의 중요성을 다시 한번 돌아보게 됩니다. 왜 체중과 신장으로 측정하는 체질량지수(BMI)를 사용하지 않고 오로지 허리둘레만으로 대사증후군의 기준을 잡았을까요?

그 이유가 있습니다. 여러 연구에 따르면 BMI가 높은 과체중 또는 비만이라고 하더라도 근육량이 많은 사람은 사망률이 낮았지만 BMI가 정상이더라도 배만 많이 나온 복부비만은 사망률이 되려 높았던 것입니다. 지방량이 적어도 근육량이 많으면 몸무게는 많이 나갈 수 있습니다. 그런 사람들은 전체적으로 근육량이 많지만 복부비만은 없는 경우입니다. 반대로 몸무게는 많이 나가지 않지만 팔다리는 가늘고 배만 나온 사람도 있습니다. 이런 경우에 BMI는 정상으로 나올 수 있어도, 일반적인 비만보다 더 위험한 '마른 비만' 상태가 됩니다.

마른 비만은 나이가 들면서 더욱 증가하는데, 이유가 있습니다. 젊을 때는 날씬했던 사람들도 세월과 함께 점차 지방이 축적되는데, 팔과 다리에는 지방이 쌓일 공간이 부족한 반면에 복부에는 지방이 쌓일 공간이 존재하기 때문입니다. 그래서 남아도는 지방들은 복부의 장기 사이사이 남은 공간에 쌓이기 시작하고 그것이 곧 내장지방이 되는 것입니다. 이렇게 쌓인 내장지방은 대사증후군을 일으키고 혈관을 망가뜨리는 주범이 됩니다. 그래서 근육량이 줄어들면 대사증후군과 관련된 합병증이 더 빨리 발생하는 것입니다.

여기에 더 큰 문제는 나이가 들면서 근육 또한 자연스럽게 줄어든다는 데 있습니다. 보통 1년에 약 1% 정도의 근육이 줄어듭니다. 이후 60세가 되면 약 30% 수준이 줄어들게 되고 80세 이상에서는 거의 50%의 근육이 사라져버립니다. 그러면 설명했던 것처럼 근육이 사라진 만큼 힘이 떨어지고 지방이 쌓이며, 활동이 어려워지고, 더 힘이 떨어지는 악순환이 반복됩니다. 50대 이후 유산소운동에 더해 근력운동이 필요한 이유입니다.

나이 들어도 팔팔할 수 있는 적정 근육량

간단히 근육량을 측정할 수 있는 방법이 있습니다. 줄자를 준비해 허리둘레를 측정해보세요. 허리둘레를 측정할 때는 편안한 자세에서 배꼽이 지나는 라인을 측정하면 됩니다. 그다음은 허벅지와 종아리의 둘레를 측정합니다. 허벅지의 측정 위치는 가볍게 주먹을 쥐고 차렷 자세로 서 있을 때 주먹 끝이 닿는 부위를 기준으로 측정합니다. 종아리는 보기에 가장 두꺼운 부위를 측정하면 됩니다. 허벅지와 종아리는 양쪽이 아닌 한쪽만 측정합니다. 그리고 허벅지 둘레와 종아리 둘레를 서로 더한 값과 허리둘레의 값을 비교해봅시다. 만약 허벅지와 종아리를 더한 값보다 허리둘레가 더 굵다면 근육량이 부족할 뿐 아니라 대사증후군의 가능성도 높습니다.

이번에는 간단하게 근력을 측정하는 방법입니다. 의자를 하나 준비합니다. 의자의 높이는 약 40cm 정도면 충분합니다. 의자 끝에 살짝 걸터앉아서 허리를 곧게 편 상태를 유지합니다. 그리고 양팔을 엑스자로 겹쳐서 양손을 어깨에 대고 가슴 앞에 모읍니다. 그 상태에서 오른쪽 다리를 가볍게 들고 왼쪽 발로만 바닥을 지탱합니다. 이제 그대로 의자에서 일어납니다. 오로지 왼쪽 다리의 힘으로만 일어나는 것입니다. 오른쪽 다리는 어느 정도 굽혀도 괜찮습니다. 바닥에 닿지만 않게 주의하면 됩니다.

이 자세로 의자에서 쉽게 일어나는 사람도 있겠지만, 하체 근육량이 줄거나 근력이 부족하면 일어나기 매우 어렵습니다. 만일 일어나면서 중심을 잡기 어려워 심하게 흔들거리거나, 또는 반동을 주면서 일어나야 하는 경우라면 근력이 매우 약하다고 볼 수 있습니다. 근력이 정상인 사람은 반동 없이 흔들리지 않고 오로지 한쪽 다리의 힘만으로 일어날 수 있습니다. 그리고 양쪽 다리 모두 성공할 수 있어야 합니다.

이렇게 의자에서 한쪽 다리로 일어날 수 있다는 것은, 40대를 기준으로 자기 체중의 약 60%를 한쪽 다리로 지탱할 수 있다는 의미입니다. 비교적 심한 운동을 해도 문제가 없을 만한 근육의 힘입니다. 그러나 만일 한쪽 다리로 일어날 수 없는 근력이라면, 갑자기 무리한 운동을 하거나 장시간 운동할 시 관절과 근육에 문제가 생길 수 있습니다.

근육의 감소는
통증을 유발한다

근육의 감소가 단지 대사증후군하고만 관련된 것은 아닙니다. 근육은 인대를 통해 여러 뼈와 연결되어 있고, 근력으로 뼈들을 움직이게 합니다. 그런데 근력이 점차 약해지면서 움직임이 원활하지 못하게 되면 그때부터 통증이 생기기 시작합니다. 대표적으로 통증이 찾아오는 부위가 어깨입니다.

40~50대가 되면 어깨 통증을 호소하는 분들이 아주 많아집니다. 팔을 올리기도 어렵고, 뒷짐을 지거나 물건을 잡으려고 손을 뻗을 때도 심한 통증이 찾아옵니다. 병원에서 검사를 받으면, 오십견, 어깨충돌증후군, 회전근개파열과 같은 진단을 받지요.

이러한 병들은 손상된 위치와 구조가 달라서 치료 방법도 다르지만, 한 가지 같은 것이 있습니다. 병들이 생기게 된 기본적인 원인이 근력 감소라는 사실입니다. 물론 갑작스러운 충격을 받거나 과한 운동으로 인해 젊은 나이에 생길 수도 있긴 하죠. 그러나 그러한 특별한 원인 없이 나이가 들어가면서 생기는 어깨 통증의 기본적인 원인에는 근력 감소가 동반됩니다. 어깨를 둘러싼 여러 속 근육들이 서로 조화를 이루면서 잘 움직여줘야 되는데, 점차 근력이 약해지는 근육이 생기면 미세한 움직임의 조화가 깨지며 팔을 움직일 때마다 뼈와 인대가 충돌하거나 염증을 일으키게 됩니다. 그리고 결국 통증을 발생시키는 것입니다.

허리 통증도 마찬가지입니다. 허리가 아프면 원인을 찾기 위해서 엑스레이, MRI 등의 검사를 합니다. 그런데 여기서 진단되는 여러 가지 상황들은 구체적 손상 부위도, 치료도 다르지만, 기본적으로 척추를 둘러싸고 있는 인대와 근육이 약해지는 것이 원인입니다. 그래서 척추를 둘러싼 속근육을 코어근육이라고 부릅니다. 따라서 요통 예방을 위해 코어근육을 강화하는 운동이 필요합니다.

목디스크를 예방하기 위한 ———
거북목 진단법 ———

목이나 어깨의 뻐근함을 하루에 몇 번이나 느끼시나요? 아마 아침에 잠자리에서 일어나면서부터 뻐근하여 잠들기 전까지 뻐근하거나 찌뿌둥한 통증을 달고 사는 분들이 많을 거라 예상됩니다. 많은 사람들이 겪고 있는 목과 어깨의 통증은 일자목과 관련이 있습니다. '일자목'이란 말 그대로 목뼈가 일자로 곧게 서 있는 것을 말하는데요. 원래 목뼈는 일자 모양이 아닙니다. 엑스레이로 경추를 측면에서 촬영했을 때, C자처럼 부드러운 커브를 그리고 있어야 합니다.

문제는 현대인들의 목뼈가 C자 커브 형태를 잃어가고 있다는 것입니다. 운전, 컴퓨터, 스마트폰을 보는 자세 등 자신도 모르게 머리를 앞으로 내밀거나 고개를 숙이게 됩니다. 이런 자세는 목뼈에 더 큰 하중을 주게 되어 변형을 가져옵니다. 또 그와 함께 목뼈를 둘러싸고 있는 목과 어깨의 근육들이 긴장되면서 통증을 일으키게 됩니다.

거북목과 일자목은 정상에서 얼마나 벗어났는지 정도의 차이에 따라 달라집니다. 머리가 앞으로 1cm씩 빠질 때마다. 경추에는 2~3kg의 하중이 더 걸리게 되는데요. 거북목이 심한 사람은 최고 15kg까지 목뼈에 하중이 더 걸리기 때문에 목과 어깨의 근육이 결리고 아프게 됩니다. 거북목이 아니더라도 고개를 숙이고 일을 하게 되면 경추에 하중이 더 걸립니다.

지속적으로 고개를 숙인 자세로 일을 하면 목에 하중이 오래 걸려서 거북목이 생길 수 있습니다. 그리고 통증이 느껴지는데도 대수롭지 않게 넘겨 방치할 경우, 퇴행이 계속되어 목디스크로 발전할 수 있습니다. 그렇기 때문에 미리미리 진단하여 예방하는 것이 중요하겠죠.

그럼 자신이 거북목인지 한번 진단해보시기 바랍니다. 다음 체크리스트에서 자신에게 해당사항이 있는 것에 체크해보세요.

- 옆에서 봤을 때 어깨보다 귀가 더 앞으로 나와 있다. ☐
- 목 뒤가 자주 뻐근하다. ☐
- 어깨와 목 부분이 딱딱하게 굳거나 결린다. ☐
- 하루 8시간 이상 컴퓨터를 사용한다. ☐
- 스마트폰으로 영상을 시청하는 시간이 하루 2시간을 넘긴다. ☐
- 피곤할 때 두통이 자주 생긴다. ☐
- 자고 일어나면 목이 아픈 경우가 많다. ☐
- 목과 어깨를 틀어 '뚝뚝' 하는 소리를 자주 낸다. ☐
- 등이 굽어 있다는 소리를 많이 듣는다. ☐
- 가만히 자지 못하고, 이리저리 뒤척이는 등 잠버릇이 안 좋다. ☐

이 중, 6개 이상에 체크하셨다면 거북목이 진행되고 있는지 의심해볼 만합니다.

거북목은 당장의 근육 통증을 유발하는 것도 문제지만, 뼈와 디스크의 손상으로 이어지기 쉽기 때문에 위험합니다. 뼈에 가해지는 압력 때문에 목뼈가 연결되는 부위에 관절염이 생기기 쉽고, 목디스크에 더 큰 압력이 가해질 수 있습니다.

그보다 더 큰 문제는 폐활량을 떨어뜨려서 호흡에도 문제를 일으킬 수 있다는 건데요. 호흡을 도와주는 근육들이 목과 갈비뼈에 주로 붙어 있습니다. 거북목이 되면 이 근육들이 수축하는 것에 방해를 받아 폐활량이 최고 30%까지 떨어질 수 있지요. 그 밖에도 거북목이 있는 사람은 정상인에 비해서 골절 위험률이 70% 증가하고, 노인들을 대상으로 한 연구에서는 사망률이 약 40% 증가되는 것으로 알려져 있습니다.

목이 숙여져 있을 때 통증이 느껴진다고 해서, 단순히 고개를 든다고 해결되지는 않습니다. 머리의 위치뿐만 아니라 어깨와 등의 자세도 연관이 있기 때문입니다. 어깨가 처지고 등이 굽어진 상태에서 고개만 드는 것은 오히려 증상을 악화시킬 수 있습니다. 그러므로 반드시 어깨와 등을 함께 펴 고개를 들어야 합니다.

어깨와 등을 펴기 위해선 가슴을 하늘로 향하게 하는 방법이 좋습니다. 시선은 하늘을 보면서 가슴을 하늘로 향하여 올리고, 그 상태에서 양팔을 들어 뒤로 제쳐봅시다. 이 자세는 어깨와 등을 펴게 하면서 목뼈의 배열을 좋아지게 합니다. 이 자세로 천천히 심호흡을 하면서 30초~1분간 유지합니다. 일을 하면서 30분~1시간마다 이 자세를 취해주는 것이 좋습니다.

다른 방법으로는, 컴퓨터 화면을 크게 하고 글자도 크게 하는 것입니다. 글자가 잘 안 보이면 머리를 숙이면서 앞으로 내밀게 되기 때문입니다. 또 모니터 높이를 너무 낮게 두지 않는 것이 좋습니다.

컴퓨터 마우스와 키보드는 가급적 몸에 가까이 붙여두세요. 거리가 멀어지면 팔을 뻗어서 책상에 팔을 걸치고 키보드나 마우스를 움직이게 되는데, 이러한 자세는 머리와 어깨를 앞으로 내밀게 만듭니다. 운전을 할 때도 후방거울을 조금 높게 맞추어놓는 것이 도움이 됩니다. 후방거울을 볼 때 자신도 모르게 고개를 높이게 되기 때문이죠. 이러한 생활 속 작은 실천들은 거북목을 예방하는 가장 좋은 방법입니다.

만성적인 허리 통증, 허리디스크일까?

허리 통증으로 고통을 겪는 분 중에서 상당수가 '허리 통증=허리디스크'라고 생각하는 분들이 많습니다. 척추관협착증과 허리디스크를 구분하지 못하기 때문입니다. 허리와 엉덩이에서 다리까지 통증이 있다 보니 비슷하게 여기게 되죠. 사실 증상이 비슷해 일반인들이 구분하기란 쉽지 않습니다. 하지만 요통 치료를 위해서는 이 둘을 구분하는 것이 생각보다 중요합니다. 척추관협착증과 허리디스크는 알고 보면 병의 특징도 다를 뿐만 아니라, 증상과 향후 질환의 방향이 상당히 다르기 때문입니다.

　엄밀히 말해 허리디스크는 질병명이 아닙니다. 정확한 용어는 '추간판탈출증'인데, 우리는 흔히 '디스크'라고 부르죠. 디스크는 원래 척추 뼈가 층층이 쌓여 있는 사이사이에 들어 있는 물렁뼈를 말합니다. 디스크라고도 하고 추간판이라고도 하죠. 디스크는 마치 방석처럼 생겼는데, 비교적 단단한 껍질이 있고 그 안에는 젤리처럼 부드러운 수핵이 있습니다. 그래서 디스크는 충격을 흡수할 수 있는 물렁뼈 역할을 합니다. 문제는 이 방석처럼 생긴 디스크가 오래된 압력이나 충격으로 너무 눌려지면, 납작해지고 뒤쪽으로 튀어나오면서 척추를 지나가는 신경을 누르게 되는 것입니다. 그렇게 심한 통증이 생기고, 만성화됩니다. 서 있을 때보다 앉아 있을 때 디스크 압력이 높아지는 특성 탓에 오랜 시간 앉아 있는 학생이나 20~30대 젊은 직장인에게서 많이 발병합니다.

한편, 척추관협착증은 노화와 깊은 관련이 있습니다. 노화하면 뼈와 연골들이 커집니다. 쉽게 말하면 자주 사용하는 관절이 가늘어지지 않고 굵어지는 현상입니다. 이렇게 뼈와 연골들이 커지면 그 사이로 신경이 지나가는 공간이 좁아지는데 척추신경이 지나가는 척추강이 과도하게 좁아지면서 신경이 눌려 허리와 엉덩이, 다리까지 통증이 발생하는 것이 바로 척추관협착증입니다. 척추관협착증이 대표적인 퇴행성 질환으로 분류되는 이유입니다.

이런 발병 원인의 차이로 인해 척추관협착증과 허리디스크의 통증 양상은 반대로 나타나는데, 허리와 다리를 구부렸을 때 통증이 나타난다면 허리디스크, 반대로 폈을 때 통증이 나타난다면 척추관협착증이라고 얼추 이해하면 됩니다. 흔히 허리디스크 환자들이 허리를 숙이는 일을 어려워하고, 어르신들이 허리를 굽혀 다니는 것도 비슷한 맥락입니다. 마찬가지로 척추관협착증을 앓고 있는 환자라면 계단을 오르내릴 때도 허리를 펴야 하는 내리막 계단이 더 고통스럽기는 마찬가지입니다.

물론 비슷한 점도 있습니다. 안타깝게도 치료가 쉽지 않다는 것이죠. 또한 운동 요법과 수술 치료 사이에서 선택하기도 쉽지 않습니다. 전문가들 모두 본인의 치료법이 최선이라고 주장하기도 하고요. 하지만 개인적인 의견으로는 정확한 진단 없이 무턱대고 여러 곳을 전전하며 많은 치료법을 경험하는 것보다 확실한 검사를 통해서 정확한 진단을 받고 수술이 꼭 필요한지를 결정하는 게 좋다고 봅니다. 수술이 꼭 필요하지 않다면 다른 여러 가지 치료 방법들을 시도해볼 수 있습니다. 그와 함께 재발 방지를 위해서 바른 자세와 스트레칭, 코어근육을 단련시키는 운동을 하는 것이 매우 중요합니다.

중년에 찾아오는 불편한 손님, 오십견 ———

어느 날 갑자기 팔을 조금만 움직여도 어깨에 통증이 나타나거나, 아픈 어깨 쪽 손으로 머리만 빗어도 괴로운 증상이 나타나는 경우가 있습니다. 이런 경우 '오십견'을 의심해볼 수 있습니다. 바른 명칭은 '유착성관절낭염'입니다. 관절 주변에 염증이 생겨 관절 움직임이 어려워지는 것으로, 심하면 남이 들어 올리려 해도 염증 때문에 정상적인 범위만큼 움직일 수 없는 질환입니다. 오십견이란 별칭은 주로 50대 이상에서 견관절에 통증과 함께 운동 장애를 일으키는 흔한 질환이라 하여 붙여진 건데, 최근에는 40대에서도 이르게 발병되는 경우가 많아 유착성관절낭염 또는 동결견이라는 병명을 사용합니다. 환자의 70%가 여성에게 발생하는 특징이 있으며, 당뇨병 환자의 경우 최대 30% 수준까지 유병률이 증가하는 것으로 알려져 있습니다.

오십견 치료에서 가장 중요한 것은 초기 발견과 재활입니다. 극심한 통증이 발생할 경우 근육이완제를 통해 통증을 완화하기는 하지만 이는 근본 치료는 아닙니다. 초기 단계라면 꾸준한 스트레칭과 재활운동이 더 적합합니다. 도수 치료도 효과가 있으나 극적인 치료 효과를 기대하기는 어렵습니다.

회전근개파열을 오십견으로 오인하는 경우도 흔합니다. 하지만 오십견은 근육 노화로 인한 염증인 반면에, 회전근개파열은 수영과 헬스 등 격렬한 운동 뒤에 힘줄과 근육에 외상에서 비롯된 염증이 생긴 것으로 발병 원인에서 차이가 있습니다. 따라서 회전근개파열은 운동량이 많은 20~30대에 자주 발병하는 어깨 질환이라 할 수 있습니다.

오십견 예방을 위해서 의학적으로 특별한 지침이 있는 것은 아닙니다. 그러나 누워서 스마트폰을 장시간 보거나 굽은 자세로 컴퓨터 앞에 앉는 등 부적절한 자세는 교정하는 것이 좋습니다. 또한 주기적으로 어깨 스트레칭을 통해 관절운동의 범위를 유지하고 회복시키는 것이 중요합니다. 스트레칭으로 근육을 풀어주고, 어깨 관절이 경직되지 않도록 관리하는 것입니다. 한쪽 어깨에 부담을 주는 자세로 자는 것도 오십견을 유발하는 요인이 되므로 바른 자세로 자는 것 역시 중요합니다.

간혹 심한 통증에도 그냥 약국에서 소염진통제를 사 반복적으로 복용하는 분들이 있는데, 이는 위에 부담을 줄 수 있고 간 기능을 악화시키는 부작용을 유발할 수 있으므로 우선적으로 병원에 방문하길 권합니다. 엄연한 염증이므로 통증이 있는 기간에 과음은 쥐약임을 기억하면 좋겠습니다.

II

눈, 귀, 코

코로나19로 나라 안팎이 혼란스러운 요즘, 감염병 예방에 대한 철칙으로 손 씻기가 그 어느 때보다 강조되고 있습니다. 무엇보다 손으로 '눈, 코, 입'을 만지는 것은 절대 금물이지요. 호흡기가 건조하면 바이러스 침투가 쉬워져 감기나 호흡기 질환에 더 많이 노출되므로 물을 자주 마셔주라고도 합니다.

이처럼 몸 밖, 그러니까 우리 신체 외부의 최전방에 서 있는 기관은 바로 눈과 코와 입입니다. 미세먼지가 심한 날, 외출하여 한두 시간 돌아다니다 들어오면 눈과 코가 뻑뻑해지는 것만 보아도 알 수 있죠.

바깥세상과 연결된 우리 몸의 통로, 눈, 귀, 코에 대한 여러 질환과 그것들을 예방할 수 있는 방법을 알아보도록 하겠습니다.

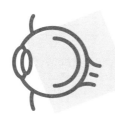  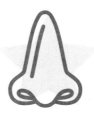

시력을 떨어트리는 ——————
안구건조증 ——————

몸이 천 냥이면 눈이 구백 냥이라는 속담이 있듯, 우리의 눈은 삶에서 아주 중요한 역할을 합니다. 눈이 뻑뻑해지고 침침해지면 그 즉시 모든 일이 힘들어지고 삶의 질이 떨어지죠. 현대인들 중 대부분의 사람들이 눈을 혹사시키고 있습니다. 컴퓨터와 스마트폰 때문에 눈의 기능이 점차 약해지고 있죠. 그래서 안과를 찾는 사람들도 많이 늘고 있고요.

안과 검진 중, 가장 많이 듣게 되는 이야기가 바로 '안구건조증'일 겁니다. 별도의 진단을 받지 않더라도, 늘 눈이 뻑뻑해지면 스스로가 안구건조증이 있다고 여기는 분들이 많죠. 안구건조증은 무엇이고, 어떻게 예방하고 관리할 수 있을지 자세히 알아보겠습니다.

최근 우리나라 건강보험공단 통계에 따르면 안구건조증 환자가 점차 늘고 있다고 합니다. 연간 안구건조증으로 진료받는 진료 인원이 200만 명을 넘어가고 있으며, 매년 약 2.1%씩 증가하는 추세입니다. 연령별로는 50대가 가장 많고, 그 뒤로 60대와 40대 순입니다. 또 남성보다는 여성이 더 많습니다.

　안구건조증은 눈물 양이 부족하거나, 눈물의 한 가지 성분이 부족할 때 생깁니다. 또는 눈물막이 과도하게 증발되어 윤활작용을 잘 못 해서 생기기도 합니다. 안구건조증에 걸리면 안구의 불쾌감과 자극 증상이 생기는데, 가장 대표적인 증상이 바로 눈이 뻑뻑하고 피로한 느낌이 드는 것입니다. 눈이 침침해진다고 표현하기도 합니다. 더 심해지면 눈에 이물감이 생겨서 아프기도 하고 눈부심이나 가려움증이 생기기도 합니다. 또 눈물이 왈칵 쏟아지는 현상도 생깁니다. 이러한 증상은 주로 아침이나 낮 시간보다는 저녁이나 밤 시간에 더 잘 생기고 건조한 겨울철에 더 자주 발생합니다.

　눈 뻑뻑함 등의 증상으로 안과를 찾으면 먼저 안구건조증 검사를 받게 됩니다. 특수한 검사지를 아래쪽 결막과 안구가 만나는 사이에 삽입하고 약 5분간 기다린 후, 그 검사지가 얼마나 적셔지는지 확인하는 것인데요. 보통 10mm 이하로 적셔진다면 안구건조증을 의심합니다. 그 외에도 눈물막 파괴 검사와 안구 표면의 상피세포 검사를 통해서도 진단합니다. 그리고 이러한 검사에 더불어 전체적인 증상과 병력을 통해서 안과의사가 종합적으로 안구건조증인지 아닌지를 판단합니다.

안구건조증의 원인은 다른 질병과 관련된 원인, 그리고 환경과 관련된 원인 두 가지로 구분할 수 있습니다. 안구건조를 일으키는 대표적 질환으로 자가면역 질환의 하나인 '쇼그렌증후군(Sjogren's syndrome)'이 있습니다. 쇼그렌증후군은 눈물의 생성력 자체가 부족해져 안구건조를 만들고, 또 침의 분비도 줄여서 구강건조증도 함께 생기게 합니다. 그 밖에 눈물샘 자체에 문제가 생기는 경우와 눈꺼풀의 이상으로 눈물막 증발이 잘되는 경우가 있고, 알레르기성 질환, 헤르페스 바이러스에 의한 감염이나, 외상, 종양, 당뇨와 같은 질환으로도 안구건조증이 생길 수 있습니다.

질병이 아닌 환경적 요인으로 인한 안구건조는 주로 과도하게 눈을 혹사시키는 습관이 원인이 됩니다. 컴퓨터 작업, 독서, TV시청, 게임 또는 스마트폰을 들여다보는 활동을 하다 보면 눈을 자주 깜빡거리지 않아 눈이 건조해지기 쉽습니다. 무언가 집중해서 바라보면서 자연스럽게 눈을 깜빡거리는 횟수가 줄어드는 것입니다.

그 밖에도 건조한 실내 공간에서 오래 있거나, 얼굴 쪽으로 바람을 쐴 때도 안구가 빨리 건조해집니다. 또 콘택트렌즈를 착용하였을 때와 라식·라섹수술 이후에도 안구건조가 잘 생기고, 이 뇨제나 항우울제 같은 일부 약물로 인해서도 안구건조증이 생길 수 있습니다.

안구건조증이 가벼운 경우에는 시력에 큰 문제가 안 되지만, 점차 심해지면 각막에 상처가 생겨 시력에 영향을 줄 수 있으므로 예방하고 치료하는 것이 매우 중요합니다. 먼저, 오래 머물러야 하는 업무 공간이나 가정의 습도에 신경을 써야 합니다. 너무 건조하지 않도록 가습기를 사용해서 습도를 올려주고, 선풍기나 온풍기의 바람을 얼굴에 직접 쐬지 않도록 주의해야 합니다. 조명을 정면으로 보면 안 되고, 눈부심이 있는 조명은 교체하는 것이 좋습니다.

또, 한 가지 일에 집중하다 보면 자신도 모르게 눈을 깜박거리는 횟수가 줄어들게 되면서 안구건조가 되기 쉽습니다. 그러므로 의식적으로 눈을 천천히 자주 깜박거려야 합니다. 업무 중에 잠시 쉬면서 눈을 감고 있는 것도 도움이 됩니다. 그렇게 해서 눈물막이 골고루 퍼지도록 해주세요. 또 모니터를 볼 때 시선을 약간 아래로 해서 눈을 작게 뜨고 볼 수 있게 하는 것도 좋은 방법입니다. 책이나 모니터와의 거리를 30cm 이상으로 하고, 어두운 곳에서 책을 보는 것도 피하세요.

안구를 마사지해주는 방법도 있습니다. 따뜻한 물수건을 눈꺼

풀 위에 올려주고 눈 주위를 약 5~10분 정도 마사지하는 것입니다. 세정제를 희석시켜서 속눈썹이 난 부분에 위치한 마이봄선(Meibomian gland)을 닦아주는 것도 좋습니다. 마이봄선은 눈꺼풀 안쪽에 위치하면서 지방을 분비하는 샘을 말합니다. 약간 힘을 주면서 닦고 나서, 따뜻한 물로 세척해주면 마이봄선의 내용물이 배출되어 더 청결한 눈꺼풀을 유지할 수 있고, 안검염도 예방할 수 있습니다. 외출할 때는 자외선과 바람으로부터 안구를 보호하기 위한 보안경을 착용하는 것도 도움이 됩니다.

안구건조증에 도움이 되는 대표적인 영양소는 오메가3지방산입니다. 오메가3지방산은 우리 몸의 전체적인 염증반응을 줄여주고, 혈관 건강에도 도움이 되는 필수영양소입니다. 그리고 눈물을 구성하는 지방층의 구성에도 도움을 주기 때문에 안구건조증 예방에도 효과가 있지요. 오메가3지방산이 풍부한 생선과 견과류를 잘 챙겨 먹는 것이 좋습니다.

비타민 중에는 비타민A가 부족해지면 결막염, 야맹증, 시력감퇴와 함께 안구건조증이 잘 발생할 수 있습니다. 당근, 호박 등에 많이 들어 있는 베타카로틴은 우리 몸에서 비타민A로 바뀝니다. 그러므로 카로틴이 많이 들어 있는 과일과 야채를 잘 먹는 것이 중요합니다. 동물성 식품으로는 달걀의 노른자와 동물의 간에 비타민A가 많이 들어 있습니다.

안구건조를 느끼는 분들이 많이 하는 방법이 아마 인공눈물약을 넣는 것일 텐데요. 안구의 건조를 막아주는 좋은 방법이지만, 규칙적으로 사용해야 더 효과를 볼 수 있습니다. 단, 하루에 6회 이상 점안해야 하는 경우에는 인공눈물약에 보존제나 방부제가 들어 있지 않은 것을 사용하는 것이 좋습니다. 증상이 많이 심하면 안연고 형태로 사용하기도 합니다.

눈의 건조는 눈만의 문제가 아닌 경우가 많습니다. 즉, 몸이 피로해지면 눈도 피로해지는 것입니다. 그 이유는 과도한 긴장이나 스트레스로 인해서 육체적 피로가 생기면 눈물 분비도 저하될 수 있기 때문입니다. 또 여타 건강의 문제로 항히스타민제, 베타차단제, 이뇨제, 항우울제, 파킨슨 치료제 등의 약물을 복용하고 있다면, 혹시 약물로 인해서 안구건조증이 더 심해지지 않는지 주치의와 상의할 필요가 있고, 가능하다면 약물을 교체하는 걸 고려해야 합니다.

녹내장은 왜 생기는 걸까?

녹내장은 당뇨망막병증, 황반변성과 함께 우리나라 3대 실명 질환으로 꼽힙니다. 눈에서 받아들인 시각 정보를 뇌로 전달하는 시신경과 신경섬유층이 손상되면서 시야가 점점 좁아지는 질환으로 40대에서는 2% 정도지만, 70대에서는 몇 배로 급증합니다.

대부분 시신경이 서서히 조금씩 약해지기 때문에 녹내장이 있더라도 초기에는 뚜렷한 증상이 없습니다. 그러다가 말기가 되면 시야 대부분이 잘 안 보이게 되고, 실명까지 갈 수도 있습니다. 아마, 노안이겠거니 하고 일상생활을 하다가 어느 날 안과에 다녀오더니 녹내장이라더라 하는 주변 어른들의 사례를 본 적 있을 수도 있겠습니다. 발견 즉시 치료를 하면, 더 나아지진 않지만 현상 유지를 하며 살아갈 수 있습니다. 하지만 모른 채 방치해두었다가 실명으로 이어지는 경우도 많기 때문에 반드시 알아야 할 눈 질환입니다.

그렇다면 녹내장은 왜 생기는 걸까요? 눈 속에는 각막과 수정체에 영양을 보내주는 '방수'라고 하는 투명한 액체가 순환하고 있습니다. 방수는 안구의 형태를 유지해주는데요. 이 방수가 적당히 빠져나가는 능력이 저하되면 방수의 생산과 배출이 불균형해지기 때문에 안압, 그러니까 눈의 압력이 높아지게 됩니다. 안압이 높아지면 기계적으로 시신경을 압박하게 되어 시신경으로 가는 혈류의 흐름이 떨어지고 결국 시야 손상이 진행되고 실명하게 됩니다.

―― 몸 밖 세상과 연결된 통로

안압이 상승하면 눈이 충혈되고, 물체가 흐리고 빛이 번져 보이며, 눈뿐만 아니라 머리도 아픕니다. 안압이 갑자기 많이 올라가면 참을 수 없을 정도로 심한 통증을 느껴 응급실을 찾게 되는 경우도 있고요.

녹내장이 진행되면 물체의 일부분이 잘 안 보이고, 말기에는 일부분만 흐리게 보이다가 나머지 부분은 거의 보이지 않게 됩니다. 그러다 결국 모든 시야가 어두워지면서 실명하게 되지요. 단, 눈이 아프고 흐리게 보이면 무조건 녹내장이라고 할 수는 없습니다. 통증이나 흐리게 보이는 증상을 유발하는 원인은 매우 다양하기 때문이죠.

사실 이미 안 보이기 시작해서 병원을 찾았을 땐, 녹내장 말기인 경우가 대부분입니다. 그렇기 때문에 녹내장으로 인한 실명을 막을 수 있는 유일한 방법은 정기적인 건강검진, 안과검진 등을 통한 조기 진단과 치료입니다. 녹내장이 있더라도 그 상태를 잘 유지하는 것과 점점 나빠져서 결국 실명되는 것은 큰 차이가 있습니다.

당장 치료 효과가 눈에 보이지 않을 수도 있지만, 꾸준히 치료를 받는 것이 중요합니다. 기본적으로는 약물 치료를 하고 안약으로 충분하지 않을 때는 레이저나 수술 치료에 들어가기도 합니다. 하지만 수술 역시 안압을 낮춰 녹내장이 더 나빠지지 않게 하는 것이 목적이지 녹내장을 좋아지게 하거나 없애는 것은 아닙니다.

　결론적으로 녹내장은 조기검진을 통해 최대한 빨리 발견해 치료를 하는 것이 유일한 대처법이라 할 수 있죠.

안과검진 소흘했다가　─────
걸릴 수 있는 치명적 질환　─────

최근 질병관리본부와 대한안과학회에서 공동 조사한 결과에 따르면 우리나라 전체 인구의 26.5%가 살면서 안과검진을 한 번도 받지 않는다고 합니다. 4명 중 1명꼴로 굉장히 높은 수치인데요. 3대 실명 질환으로 꼽히는 황반변성, 당뇨망막병증 그리고 녹내장의 경우 치료 시기를 놓치면 실명에 이를 수 있기 때문에 반드시 정기적인 안과검진, 특히 '안저검사'가 꼭 필요합니다.

　황반변성은 노인 인구의 실명 원인 1위로 꼽힙니다. 황반변성은 카메라 필름에 해당하는 망막의 중심에 위치한 황반에 변화가 생겨 출혈, 세포 손상 등으로 시력이 떨어지는 질환입니다. 2017년 국민건강영양조사에 따르면 노화로 인한 황반변성 유병률은 13.4%였습니다. 2008~2012년 조사에 비해 2배 이상 증가한 수치입니다.

황반변성이 생기는 원인은 정확하게 알려진 바가 없습니다만, 현재 의학계에서는 노화를 주요 위험인자로 꼽고 있습니다. 초기에는 뚜렷한 증상이 없지만 컨디션이 안 좋은 날에는 시력이 떨어지고 컨디션이 좋으면 다시 회복됩니다. 초기에서 더 진행하면 사물이 휘어져 보이는 이상 시각을 겪게 되고, 더 진행되면 사물의 중심이 보이지 않아서 글자 사이에 공백이 생기거나 지워져 보이기도 합니다.

황반변성 초기에 나타나는 증상은 노안과 비슷해서 질환을 방치하거나 치료 시기를 놓칠 수 있기 때문에 조기에 발견할 수 있도록 정기적인 안과검진이 필수입니다. 이때 노안과 구별할 수 있는 간단한 방법이 있습니다. 노안의 경우 가까운 곳의 글자가 잘 안 보이고 돋보기 등을 통해 얼마든지 교정이 가능하지만, 황반변성의 경우에는 시력이 급격히 떨어질 뿐만 아니라 먼 곳을 보는 것에도 문제가 생깁니다.

황반변성 역시 녹내장과 마찬가지로 한번 망막신경이 손상되고 나면 치료를 해도 시력이 다시 좋아지는 것은 어렵습니다. 그렇기 때문에 정기적인 안과검진을 통해 되도록 빨리 발견하는 것이 최선입니다.

황반변성과 녹내장에 이어 시력을 잃게 하는 3대 실명 질환으로 당뇨망막병증이 있습니다. 우리나라 국민 10명 중 1명이 앓고 있는 당뇨병은 꾸준히 관리하면 생명에는 지장이 없지만, 전신에 합병증을 일으킬 수 있는 전신 질환입니다. 그래서 눈에도 영향을 미칩니다. 당뇨 진단 후 당 조절에 잘 신경을 쓰면 10여 년, 소홀하면 수년 만에 당뇨망막병증이 발병할 수 있습니다.

당뇨병 환자들의 대부분이 당뇨망막병증을 경험합니다. 당뇨병을 오래 앓을수록 발생 빈도가 증가하는데, 당뇨병이 발병한 지 20년이 지나면 1형 당뇨병 환자의 99%에서, 2형 당뇨병 환자의 약 60%에서 당뇨망막병증이 나타나게 됩니다.

당뇨병으로 혈액이 끈적끈적해지면 영양과 산소를 공급하는 혈액순환이 안 좋아지고, 이때 작은 혈관들이 손상됩니다. 망막의 모세혈관도 마찬가지죠. 심해지면 혈관생성인자가 과도하게 분비되어 신생 혈관이 마구 만들어지는데 이것이 망막을 뚫고 눈 속 유리체를 침범하게 됩니다. 신생 혈관은 정상적인 혈관벽을 갖추고 있지 못해 혈관 내 물질이 곳곳에서 터져 염증과 부종을 일으킵니다. 그중 황반 아래쪽에 부종이 생기거나 망막 표면, 유리체에 출혈이 생기면 물체가 휘어져 보이고 시야의 중심이 흐려지면서 시력이 떨어지고 실명까지 진행될 수 있습니다.

일단 발병하고 나면 혈당 조절을 잘한다고 해도 진행이 완전히 멈추지는 않습니다. 또 초기 증상은 황반변성과 마찬가지로 노안과 비슷하기 때문에, 당뇨병 환자라면 시력에 큰 변화나 별

다른 증상이 느껴지지 않더라도 정기적으로 안저검사를 받아야 합니다.

이명은
불치병이 아니다

이명이란 실제로 소리 자극이 없지만, 스스로 소리를 느끼는 현상을 말합니다. 이명의 소리는 아무 의미가 없는 소리입니다. '윙윙'거리는 소리가 날 수도 있고, 또는 '삐~' 소리가 나기도 합니다. 그러나 만일 다른 사람의 말소리와 같은 의미가 있는 소리나 음악이 들린다면 그것은 이명이라기보다는 정신적인 문제로 생기는 환청이라고 봐야 합니다.

사실 거의 모든 사람들이 조용한 상태에서도 약간의 소리를 듣는다고 합니다. 그러나 대부분의 사람들은 그러한 소리 때문에 괴로워하지 않고 신경 쓰지 않고 살아가지요. 그런데 이 소리 때문에 괴로움을 호소하게 되면 이명이라고 할 수 있습니다. 실제로 국내에서 이명 때문에 병원을 찾는 환자들이 점차 늘어나고 있는 추세입니다. 노년층보다 오히려 청장년층인 20~50대가 전체 환자의 약 80%를 차지하고 있고, 그중 20~30대 환자가 약

16%를 차지한다는 통계 자료도 있습니다.

이명은 증상일 뿐 병명은 아니고, 이명을 일으킬 수 있는 원인 질환은 존재할 수 있습니다. 이명의 종류에 따라서 원인도 다를 수 있죠.

이명은 크게 두 종류인데, 하나는 '박동성 이명'입니다. 이명의 소리가 박동을 가지고 있는 경우로, 규칙적인 패턴을 가진 소리가 들리는 것입니다. 귀 주위의 혈관에 이상이 생겨서 동맥류나 동정맥 기형 등이 생긴 경우에 나타날 수 있고, 또는 귓속에 위치한 미세한 근육 경련과도 관련이 있을 수 있습니다.

또 하나는 '비박동성 이명'입니다. 귓속에는 청각유모세포가 존재합니다. 이 세포는 표면에 털과 같은 섬모를 가지고 있어서 유모세포라고 부르는데요. 이 유모세포에 손상이 생기고 그 상태에서 비정상적인 자극이 나타나면, 이것이 청각을 담당하는 신경전도로에 자극을 주어 소리가 나는 듯한 이명이 생길 수 있습니다.

이명을 확인하기 위해서는 원인이 될 만한 질환이 없는지 확인하는 것이 우선입니다. 뇌 질환과 심혈관 질환이 있는지, 오랜 기간 동안 소음에 노출된 적이 있었는지, 독성 있는 약물을 사용한 적이 있는지, 고막의 천공이나 중이염, 또는 여러 가지 염증성 질환이 있는지 확인해보는 것이 좋습니다. 만일 박동성 이명이 심장박동과 동일하게 나타난다면 혈관과 관련된 질환을 찾아보아야 합니다. 귀 주변의 종양이나 혈관 기형 등도 CT나 MRI를 통해서 확인해야 하고요.

하지만 이명 현상이 나타났을 때, 가장 중요하고 우선적으로 이루어져야 할 검사는 역시 '청력검사'입니다. 왜냐하면 이명 환자의 약 80~90%에서 난청이 발견되기 때문입니다. 여러 가지 원인에 의한 난청이 이명의 원인이 될 수 있으므로 청력을 잘 확인해야 합니다.

원인 질환에 따라 치료 방법도 달라질 수 있습니다. 난청과 관련된 이명인 경우에는 보청기로 이명이 감소되는 효과를 볼 수 있습니다. 또는 차폐 장치를 통해 약한 소음을 만들어서 오히려 이명을 못 느끼도록 하는 방법도 사용되고 있습니다.

약물 치료도 있는데요. 가장 많이 사용하는 약물은 귓속 미세 혈관들의 혈액이 잘 순환될 수 있도록 도와주는 혈액순환개선제입니다. 또 이명으로 생기는 심리적 불안감이나 불면증, 우울감을 해소할 수 있는 항우울제와 항불안제, 신경안정제 등의 처방도 도움이 됩니다.

그리고 '이명 재훈련치료'라는 것이 있습니다. 이 치료의 목적은 이명을 없애는 것이 아니라 이명에 잘 적응하여 인식을 덜 하게 만들어주는 것입니다. 우리는 귀 기울이면 형광등 소리나 냉장고 소리를 들을 수 있습니다. 그러나 평소엔 인지하지 못하고 살아가죠. 이 훈련은 그렇게 소리를 무시할 수 있도록 하는 것입니다. 실제로 많은 소리 자극들이 귀를 통해서 들어오고 있지만, 그중 약 95%는 대뇌에서 인지하지 못합니다. 그 이유는 그 소리들이 습관화되어 있기 때문입니다. 이러한 원리를 이용해서 이명에 대한 습관화를 훈련하게 되면 불편감이 많이 호전될 수 있습니다.

날씨가 추워질 때 자주 어지럽다면 '이것' 의심해라

겨울이 되면 유독 어지럼증을 느끼는 사람들이 많아집니다. 나는 가만히 있는데 주변이 움직이거나 돌고 있는 느낌, 뱅뱅 돌아 쓰러질 거 같은 느낌, 머리가 텅 빈 느낌이 들거나 동작이나 자세가 어눌해지는 것 등을 우리는 모두 '어지럽다' 또는 '어지럼이 느껴진다'고 말하죠.

국민건강영양평가조사 결과에 따르면, 40세 이상 성인 중 지난 1년간 '한 번이라도 어지럼을 경험한 적이 있다'고 답한 비율은 20.1%에 이릅니다. 또 건강보험심사평가원 빅데이터에 의하면, 2010년부터 어지럼증으로 진료받은 환자 수와 요양급여비용이 지속적으로 늘어나 2017년에는 무려 85만 명이 진료를 받았다고 합니다.

어지럼증이 일어나는 이유는 꽤 여러 가지입니다. 뇌경색, 부정맥, 기립성 저혈압, 또는 정신과적 문제를 의심해볼 수도 있습니다. 그런가 하면 전정신경염, 메니에르병, 이석증 등 말초 전정기관 이상으로 발생하는 '말초성 어지럼 질환'들이 있지요. 여기서 전정기관이란 귀 가장 안쪽에서 몸의 균형을 담당하는 평형기관입니다.

어지럼증은 어르신들과 여성분들이 특히 많이 겪습니다. 노화 과정 중 자연스럽게 전정 기능이 약해지고 내과 질환이 악화되면서 어지럼증이 발생할 수 있습니다. 이석증이나 메니에르병도 여성들에게서 발병 비율이 높은데, 이것은 임신 중 증상이 악화되고 분만 후 증상이 호전되는 경우들로 보아 호르몬과 관련이 있어 보입니다.

그럼 전정기관 이상으로 발생하는 어지럼증들에 대해 간략하게 알아보겠습니다. 먼저 '전정신경염'이 생길 경우, 어지럼증이 대부분 회전성으로 나타납니다. 환자는 자신이 한쪽 방향으로 돌고 있는 것처럼 느끼죠. 일부 환자는 몸이 쓰러질 듯하고 술 취한 느낌이라고 표현하기도 합니다. 흔히 메스꺼움, 구토, 두통, 가슴 두근거림 등을 동반합니다.

'메니에르병'은 발작성 어지럼증, 감각신경성 난청, 이명, 이충

만감의 4가지 증상이 특징입니다. 증상의 악화와 완화를 반복하는 경향이 있고 청력 악화가 진행되기도 하죠. 원인으로는 면역 반응, 이경화증, 외상, 유전성 경향 등이 알려졌지만 명확한 원인은 알 수 없습니다.

'이석증'은 주로 아침에 일어날 때나 수면 중 돌아누울 때 회전성 어지럼이 발생하는 질병입니다. 이석의 부스러기들이 반고리관으로 빠져나가서 발생하죠. 머리 위치 변화에 따라 수초 간 발작적 증세가 악화되며 머리를 움직이지 않고 가만히 있으면 증상이 사라집니다.

어지러움을 자주 느낀다면 이비인후과를 찾아 원인을 찾고 치료해야 합니다. 의사와 상세한 병력을 상담하고 의심되는 질환에 따라 귀의 일반 진찰, 청력검사, 이신경학적 검사를 받으세요.

여성보다 남성에게 ───
대머리가 많은 이유 ───

"자꾸 머리카락이 빠져서 고민이에요."

이렇게 호소하는 사람들을 많이 만납니다. 어느 기사에 따르면 우리나라에서 탈모로 고민하는 사람이 약 1,000만 명에 이른다고 합니다. 물론 머리카락이 빠지는 것은 정상이지만, 그 양이 비정상적으로 많아지게 되면 '나도 탈모인가?' 고민하게 되는 것이죠.

보통 머리카락의 개수는 약 10만 개 정도입니다. 그중에서 약 85~90%는 성장기에 있고, 점차 나이가 들어가면서 10~15%의 모낭이 퇴행기나 휴지기로 접어듭니다. 그러면 매일 평균 50~60개 정도의 머리카락이 빠집니다. 이 정도는 정상이지만, 100개 이상의 머리카락이 빠진다면 탈모를 의심해봐야 합니다.

탈모는 여성보다 남성에서 더 잘 나타나는데요. 그 이유는 바로 남성호르몬 테스토스테론(testosterone) 때문입니다. 테스토스테론이 DHT(디하이드로테스토스테론)으로 변환할 때, 모낭의 변화를 유도하는데요. 이때 모낭이 점차 축소되고 탈모가 생깁니다. 또 유전적으로 부모 중 대머리가 있는 사람은 더 빨리 탈모가 시작됩니다. 여기서 탈모 유전자는 DHT로 인한 모낭의 변화가 잘 생기는 유전자입니다. 그래서 탈모 유전자를 가지고 있는 사람만 DHT에 의해 모낭의 변화가 쉽게 오고 결국 탈모가 잘 생긴다는 이야기가 있습니다.

떠도는 이야기 중에 탈모 유전자는 대를 걸러서 2대에 한 번씩 발현한다는 이야기가 있는데요. 근거가 매우 빈약한 이야기입니다. 아버지가 대머리인데 아들은 아닌 경우는 단지 유전자의 발현이 되지 않았을 뿐이지 대를 걸러서 생긴 거란 보장은 없습니다. 반대로 부모 중 탈모 유전자가 없어도, 자식에게는 탈모가 생길 수도 있습니다.

우리나라 남성의 탈모 통계를 보면, 20~30대에는 나타나지 않다가 40대에 접어들면서 10% 이상으로 증가하고, 50대가 되면 약 25%, 70대가 되면 약 47%까지 증가합니다. 보통 20~30대 때는 앞머리 양측이나 정수리 부분부터 머리카락이 빠지기 시작합니다. 여성의 경우도 탈모가 발생할 수 있지만 남성보다 훨씬 늦게 시작되고, 정수리 부분을 중심으로 시작되며 탈모의 정도도 훨씬 덜합니다.

남성형 탈모 이외에도 남성호르몬이나 유전적 원인이 아닌 다른 원인에 의해서 생기는 원형 탈모와 가을철 탈모도 있습니다. 원형 탈모는 남녀노소를 막론하고 생길 수 있습니다. 주로 정신적 스트레스와 관련이 있거나, 자가면역 질환 또는 내분비 장애와 관련이 있습니다. 원형 탈모는 자각 증상은 없지만, 둥근 모양으로 머리털이 빠지며, 크기가 다양하게 나타날 수 있고 여러 개의 원형 탈모가 동시에 나타나기도 합니다.

가을철 탈모는 여름 동안 강한 햇빛에 손상받은 모발에서 일어나는 탈모입니다. 남성호르몬 분비가 일시적으로 더 많아지면서 생기기도 합니다. 탈모의 양상도 남성형 탈모와 유사하게 앞머리와 정수리 부분에서 나타납니다. 그러므로 남성형 탈모가 있는 경우, 여름철 두피 관리에 더 신경 써야 합니다. 모자를 써 강한 햇빛을 피하는 게 좋고요. 각질이 두피에 쌓이면 비듬과 기름기가 많아져 세균이 번식하기 좋고 탈모가 더 쉽게 진행될 수 있으므로, 미지근한 물로 매일 머리를 감아 청결을 유지해야 합니다.

스스로 탈모를 자가진단 해볼 수 있는 방법이 있습니다. 손가락으로 모발 8~10개 정도를 잡고 천천히 당겨봅니다. 이때 정상적인 사람은 1~2개만 빠지고요. 만약 4개 이상 빠진다면 탈모일 가능성이 매우 높습니다.

또 3~4일 정도를 정해서 그동안 빠지는 머리카락을 모두 모아 잘 보관해놓습니다. 아침에 일어나서 베개에 떨어진 머리카락과 머리 감을 때와 빗질할 때 빠지는 머리카락을 모두 모읍니다. 그리고 그 수를 세어 하루 평균 몇 개의 머리카락이 빠지는지 계산해봅니다. 만일 하루 100개 이상의 머리카락이 빠지고 있다면 탈모로 봐야 합니다.

탈모 클리닉에 가면
꼭 지키라고 하는 것들

선천적으로 유전적 문제가 있다면 의학의 도움을 받는 것이 현명한 방법이겠죠. 즉, 약물 치료를 받는 것입니다. 탈모 치료용 약물은 테스토스테론을 DHT로 변환시켜주는 효소인 5알파 환원효소를 억제하면서 결과적으로 DHT의 양이 너무 많아지지 않도록 조절합니다. 그 결과 모낭의 변화가 줄어들고 탈모가 예방되지요. 물론 이 약품은 전문의약품으로 병원 처방이 필요합니다.

선천적 탈모 이외에도 환경적 요인들 때문에 생기는 탈모가 매우 많습니다. 이 요인들을 살펴보면, 탈모를 예방하기 위해 어떻게 해야 하는지를 알 수 있습니다. 탈모 클리닉에서 권장하는 예방법을 살펴보겠습니다.

먼저 머리 감을 때 몇 가지 주의 사항이 있습니다. 일단 샴푸는 너무 많이 쓰지 말아야 합니다. 생각보다 적은 양으로도 세정이 가능합니다. 그리고 손톱이 아닌 손가락 부분의 지문을 이용해서 두피를 부드럽게 마사지해주는 것이 좋습니다. 물은 너무 뜨겁게 하지 마세요. 미지근한 온도가 좋습니다. 감는 시간은 아침보다는 저녁을 추천합니다. 아침에 머리를 감으면 두피를 보호하는 유분 성분이 없어져서 낮 동안 자외선에 두피가 손상될 수 있습니다. 또 외출하고 들어와 미세먼지나 노폐물 등이 두피에 쌓여 있을 수 있으므로 깨끗이 씻어낸 후 잠자리에 드는 것이 두피 청결에 더 좋습니다.

머리를 말릴 때도 주의할 점이 있습니다. 머리를 감고 수건으로 머리의 물기를 제거할 때 너무 강하게 비비거나 털지 않는 것입니다. 가볍게 탈탈 터는 정도로 해주시고 드라이기를 사용할 때는 뜨거운 바람보다는 자연풍이나 낮은 온도의 바람이 더 낫습니다. 두피 온도가 높아지면 모낭에 자극을 주고 또 너무 건조해지기 쉽거든요.

혹시라도 머리를 말리지 않고 그냥 눕거나 모자를 쓰는 것은 좋지 않습니다. 두피가 습해지면 세균이 증식하기 쉽고 두피염이 생겨서 탈모가 유발될 수 있습니다.

머리에 물리적인 영향을 주는 것 외에도, 우리가 먹는 영양소의 불균형 역시 탈모의 원인이 됩니다. 모근에 충분한 영양소가 공급되기 어렵기 때문인데요. 그래서 무리한 다이어트를 하면 탈모가 잘 진행되는 겁니다. 모발에 균형 잡힌 영양소를 공급하기 위해서는 단백질이 풍부한 음식을 잘 챙겨야 합니다. 또 미역이나 다시마 등 필수미네랄이 풍부한 해조류와 비타민이 풍부한 채소, 과일을 충분히 섭취해야 합니다.

무엇보다 스트레스는 탈모에 아주 직접적인 영향을 미칩니다. 부신에서 분비되는 여러 가지 스트레스 호르몬들은 두피의 혈관을 수축시키고, 모근에 영양 공급이 나빠지게 만들기 때문입니다. 그러니 머리가 더 빠지는 걸 원치 않으신다면, 스트레스 관리를 어떻게 하고 있는지부터 되돌아볼 필요가 있습니다.

Part 3

노화를 이기는 몸 _____

12

잘 먹고 제대로 마시는 것
섭생

맛있는 것을 먹고 마시는 것만큼 인간에게 큰 즐거움은 없을 겁니다. 오래 살더라도, 먹고 싶은 것을 못 먹고 못 마시면서 사는 건 장수의 진정한 의미가 없겠죠. 즉, 건강하게 오래 산다는 것은 잘 먹고 잘 마시고 나아가 배변활동까지 제대로 이루어지며 삶을 이어가는 것을 의미합니다. 물론, 젊었을 때야 뭘 먹고 뭘 마시든 당장 건강에 적신호가 나타나지는 않습니다. 하지만 40대 이후부터는 먹고 마시는 것에 대한 반응이 신체적인 현상으로 눈에 띄게 나타나기 시작합니다. 몸을 가볍게, 건강하게, 그리고 오래 쓸 수 있는 몸으로 만들어주기 위해서는 무엇을, 어떻게 섭취해야 할까요? 그리고 피해야 할 것들은 무엇일까요?

1일 1식이나 채식과 같이 일반적으로 건강하다고 알려진 식이요법들에 대한 진실과 공복이 우리 몸에 주는 좋은 효과, 그리고 물 마시는 법을 비롯한 우리가 즐겨 마시는 여러 기호 식품들과 건강의 상관관계 등을 알아보겠습니다.

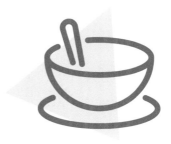

아침을 먹는 것보다 ———
더 중요한 것 ———

건강한 삶을 위해서는 아침을 꼭 챙겨 먹는 게 좋을까요? 여기
에 대한 답을 찾으려는 수많은 연구들이 있었습니다. 먼저 아침
을 먹는 것이 건강에 더 좋다고 주장하는 연구 결과들을 보겠습
니다. 약 5만 명을 대상으로 7년 동안 조사한 자료에 따르면, 아
침을 먹는 사람들이 그렇지 않은 사람들보다 더 날씬했습니다.
체질량지수가 더 낮았죠. 아침을 먹으면 포만감을 느껴 하루 동
안 전체 칼로리 섭취를 더 줄일 수 있다는 이유였습니다. 더불어
아침을 먹지 않는 사람들이, 먹는 사람들보다 심장 질환 위험률
이 27% 더 높았고, 제2형 당뇨병 위험률도 약 20% 정도 높았습
니다.

　이렇게 아침 식사가 건강에 도움이 된다고 주장하는 사람들은
비만과의 연관성뿐 아니라, 밤사이 고갈된 영양소를 채워주기

위해 아침밥이 꼭 필요하고, 그래야 하루의 시작을 더 활력 있게 할 수 있다고 주장합니다. 특히 머리를 많이 써야 하는 직업이나 학생들은 활발한 두뇌활동을 위해 아침밥이 꼭 필요하다고 말합니다.

하지만 반대의 결과도 있습니다. 2019년 1월 〈영국의학저널〉은 호주 모나쉬대학 연구팀이 아침밥과 관련해 과거 발표된 13개의 무작위 대조군 연구를 분석한 결과를 소개했습니다. 아침을 먹는 사람이 먹지 않는 사람보다 하루 평균 더 많은 칼로리를 섭취한다는 내용이었습니다. 약 259.79kcal로 거의 밥 한 공기에 해당하는 칼로리입니다. 아침을 먹지 않으면 점심에 더 많은 식사를 하게 되기는 하지만, 그래도 아침을 먹는 것만큼은 아니라는 것입니다. 실제로 아침을 먹지 않는 사람이 체중도 덜 나갔습니다.

이렇게 상반되는 여러 결과들은 우리에게 어느 한쪽만 극단적으로 맹신하면 안 된다는 것을 보여줍니다. 아침을 먹지 않는 사람이 무조건 날씬하다거나, 아침을 챙겨 먹는 사람이 무조건 더 두뇌 회전이 빠르다든가 하는 식의 결론은 여전히 성급해 보입니다. 그보다 중요한 것은 규칙적인 식사습관과 하루 한 끼를 먹더라도 무엇을 먹느냐가 아닌가 싶습니다.

하루에 몇 끼를
먹는 것이 좋을까?

———

———

삼시 세끼를 챙겨 먹는 것이 규칙적이고 정상적인 하루 식사라고 여겨지던 때가 있었습니다. 간헐적 단식이 각광받는 것을 보면 이제 이런 인식도 깨져가는 것 같죠. 사실 인류가 하루에 세끼를 먹기 시작한 역사는 그리 오래되지 않았습니다.

  1500년대까지 유럽 의사들은 아침을 먹는 대신에 가벼운 산책을 권했습니다. 시간이 흘러 16세기가 되어서야 아침을 먹어도 된다고 생각하기 시작했습니다. 우리 조상들도 마찬가지였습니다. 아침을 먹긴 했지만 아침과 저녁, 하루 두 끼만 먹고 살았습니다. 물론 먹을 것이 부족했던 탓도 있지만요. 영국의 티타임 문화도 두 끼만 먹고 살던 시절에 점심 대신 허기짐을 달래기 위한 간식 문화에서 비롯된 것입니다. 세끼를 챙겨 먹는 문화는 산업혁명 이후에나 등장했습니다. 산업혁명 당시 일일 최대 16~18시간까지 일해야 했던 가혹한 노동조건은 하루 세끼를 챙겨 먹지 않으면 불가능한 상황이었습니다. 이후 이 식문화가 오늘날까지 자리 잡혀 지금까지 온 것입니다.

  이와 같은 유례를 보면 하루 세 끼를 챙겨 먹는 것이 과연 오늘날 우리에게 맞는 식사 패턴인지 의문이 듭니다. 실제로 노동 시간은 대폭 감소해 절반 이상 줄어들었고, 풍족해진 먹을거리에 비해 열량을 소비하지 못하는 영양 과다의 상태에 이르렀기 때문입니다. 또한 의학의 발달로, 소식이 건강과 장수의 뚜렷한 대안으로 자리매김한 상황에서 식문화 패러다임에 관한 근본적인 인식 전환이 필요해 보입니다.

2009년 미국의 위스콘신대에서 원숭이들을 대상으로 한 실험이 있습니다. 이 실험에서 식이를 30% 제한한 원숭이들의 치사율은 13%였고, 마음껏 먹게 한 원숭이들의 같은 기간 치사율은 37%였습니다. 모두 노화와 관련된 질병으로 죽었습니다. 사람을 대상으로 한 연구도 있습니다. 일본 오키나와 지역 사람들은 다른 지역사람들에 비해서 심장 질환 사망률이 59%가 낮고, 암 사망률도 59%가 낮았습니다. 그 이유를 살펴보니 오키나와 사람들이 다른 지역 사람들에 비해서 적게 먹고 있었는데, 단백질과 지방 섭취는 비슷했지만 총 칼로리에서 약 20% 정도를 적게 먹고 있었던 것으로 확인된 것입니다.

적게 먹는 것이 건강과 수명 연장을 가져오는 이유는 간단합니다. 적게 먹는 것이 체내 대사를 감소시키고 이로 인해 노화의 주범이 되는 활성산소가 적게 만들어지기 때문입니다. 또한 적게 먹는 만큼 외부 환경의 스트레스에 대처할 수 있는 방어 능력이 더 향상되기 때문이지요.

세포 청소부를 움직이게 하는 '공복' ———
———

간헐적 단식의 열풍이 불면서 살을 빼고 건강을 되찾았다는 사람들을 많이 봅니다. 보통 가장 많이 하는 간헐적 단식의 방법을 보면 하루 24시간 중에 16시간 금식하고, 8시간 내에 식사를 합니다. 이렇게 해서 체중을 감량하는 사람들은 다른 방법보다 쉽게 다이어트에 성공했다고 말합니다.

이 방법이 다이어트에 도움이 되는 이유는 무엇일까요? 공복을 오래 유지하는 것이 우리 체내의 여러 가지 상황을 바꾸어주기 때문입니다. 우선 공복이 길어지면 우리 몸은 더 적극적으로 당분과 지방을 분해하고 소모하려 듭니다. 백색지방이 갈색지방으로 바뀌는 데에 도움을 줄 수 있죠. 여기서 백색지방은 주로 에너지를 축적해서 비만을 유발하기 쉬운 지방인 반면, 갈색지방은 저장된 에너지를 소모해서 비만을 예방하는 데 도움을 주는 지방입니다. 또한 과식으로 인해 발생한 나쁜 세균이 줄어들면서 장내 세균의 균형에도 좋은 영향을 줍니다.

시간을 제한한 다이어트도 있습니다. 미국 캘리포니아 솔크 연구소의 결과를 보면, 비만인 사람들을 대상으로 하루 12시간 이내에만 식사를 하게 했는데, 전체적으로 체중이 감량하는 효과를 보았습니다. 그뿐 아니라 피로감이 줄어들고 수면 전 공복감도 줄었다고 답했는데, 공복이 다이어트는 물론 건강한 몸을 위해 중요함을 잘 보여줍니다.

공복과 관련해 '오토파지(autophagy)'라는, 생소하지만 반드시 알아야 할 개념이 있습니다. 오토파지는 세포 내에 더 이상 필요 없어진 구성 요소나 세포 소기관을 분해해, 다시 에너지원으로 재생산하는 프로세스입니다. 그리스어로 '자기'를 뜻하는 'auto' 와 '포식'을 뜻하는 'phagy'를 합친 말로 '스스로 먹는다'는 뜻입니다. 즉, 세포에 떠도는 단백질 쓰레기들을 다시 에너지원으로 재활용하는 것입니다. 공복에 영양소 공급이 중단되어도 어느 정도 우리 세포가 에너지를 만들어낼 수 있는 것이 바로 이 오토파지 덕분입니다. 이러한 자가포식작용에 대한 연구가 시작된 것은 매우 오래된 일이지만, 오토파지의 정확한 자가포식작용을 규명해낸 사람은 일본의 오스미 요시노리 교수입니다. 이 주제로 2016년 노벨 생리의학상을 타기까지 했으니, 충분히 검증된 이론입니다.

세포 내 청소부 역할을 하고 있는 오토파지는 우리 몸에서 항상 일어나고 있습니다. 우리 몸은 건강한 상태를 유지하기 위해 손상되고 노화된 단백질과 세포 소기관들을 꾸준히 분해합니다. 그리고 일정량은 다른 곳에 재활용합니다. 특히 우리 몸의 항상

성을 유지하기 위해 평소에는 매우 낮은 수준으로 일어나고 있는데, 스트레스를 받는 상황에서는 더욱 활성화됩니다.

밥을 제때에 먹지 않아 영양분이 충분히 공급되지 않는 것 역시 우리 몸에는 스트레스 상황으로 볼 수 있는데, 이때 오토파지로 세포 내 구성 요소들을 분해해 생존에 필요한 아미노산과 에너지를 얻을 수 있습니다. 또 몸속에 침투한 세균이나 바이러스를 오토파지를 통해 제거하기도 합니다.

오토파지에 이상이 생기면 치매, 파킨슨병 같은 퇴행성 뇌 질환과 암, 여러 대사 질환이 생길 수 있습니다. 오토파지가 필요한 시간, 장소에서 제대로 작동하지 못해 기능적으로 변형된 단백질과 소기관들이 쌓여 세포 항상성을 무너뜨리기 때문입니다. 오토파지는 미토콘드리아 건강을 유지하면서 암 예방에도 도움을 줍니다. 그러나 이미 암세포가 발달한 후에는 오히려 암세포 생존에 도움을 줄 수도 있습니다.

건강을 위해 ————
간헐적 단식은 필요하다 ————

간헐적 단식에는 여러 가지 종류가 있습니다. 먼저 5:2 간헐적 단식입니다. 일주일 중 5일은 정상적으로 식사를 하고 2일, 즉 48시간 동안엔 물 이외에는 아무것도 먹지 않는 것입니다. 16 : 8 간헐적 단식은 하루 중 16시간을 단식하고 8시간 중 두 끼만 먹는 것을 말합니다. 아침, 점심을 먹는 방법과 점심과 저녁을 먹는 방법이 있습니다. 또 12:12 간헐적 단식이 있습니다. 하루 중 12시간을 단식하고 12시간 내에 두세 끼만 먹는 것입니다. 이 방식은 체중 감량이 목적인 사람들보다는 대사증후군, 당뇨병 환자들에게 도움이 됩니다. 40대 이후 중년에게 추천할 만합니다. 특별한 질병이 없으며 체중 감량이 목적이라면 16:8 간헐적 단식이 적합합니다.

그러나 간헐적 단식이 모든 사람들에게 적합한 것은 아닙니다. 암이나 만성적 질환을 가지고 있는 사람이라면 주치의와 상의해야 합니다. 임산부나 성장기 어린이, 청소년, 노인처럼 충분한 영양 공급이 필요한 사람들은 함부로 해서는 안 되겠죠. 또한 적정한 칼로리의 건강식을 하는 것이 매우 중요하며, 근육량 손실을 방지할 수 있도록 근력운동이 병행되어야 효과가 좋습니다.

이제 다시 처음 주제인 아침 식사에 관한 이야기를 마무리해야겠습니다. 통계청에서 발표한 '2014~2016년 국민건강영양조사'에 따르면, 40~79세 불특정 7,205명을 대상으로 아침 식사 빈도와 심혈관 질환 발생의 관계를 분석해보았는데, 심혈관 질환 위험도가 가장 낮게 나온 사람들은 바로 일주일에 1~2회 정도 아침 식사를 하는 사람들이었습니다. 이 결과로 봤을 때 여전히 아침을 먹는 것이 좋은지 결론 내기 어려워 보입니다. 또한 개인의 유전적 차이도 존재하고요. 그럼에도 저는 아침 식사와 관련해, 건강에 도움이 되는 몇 가지 결론을 내리고 싶습니다.

- 아침을 꼭 먹어야 더 건강해진다는 믿음은 틀렸다.
- 아침을 먹지 않는 것이 오전 생활에 지장을 준다면 먹는 것이 좋다.
- 아침을 포함해 하루 세끼를 먹어도 과도한 칼로리가 아니라면 아침을 먹어도 좋다.
- 아침을 포함해 하루 세끼를 먹어도 식사가 12시간 안에 끝난다면 아침을 먹어도 좋다.
- 전날 저녁에 과식했거나, 늦게 먹었거나, 야식을 먹은 경우에는 공복 유지를 위해 아침을 먹지 않는 것이 좋다.
- 위장병을 비롯한 다른 질병이 있다면 주치의와 상의해서 정해야 한다.

이 글을 쓰고 있는 저는 아침 식사를 어떻게 하고 있을까요? 사실 저 역시도 그때그때 다릅니다. 전날 저녁 식사가 늦어지면 아침은 굶고요. 또 오전에 큰 에너지를 쓰지 않아도 되는 날에도 아침을 먹지 않습니다. 하지만 오전부터 활력이 필요한 상황이라면 아침을 챙겨 먹는 편입니다. 그리고 아침을 잘 먹은 날은 저녁을 가능한 한 빨리 가볍게 먹으려고 노력합니다. 즉, 반드시 '두 끼'가 좋다 '한 끼'가 좋다 '공복은 몇 시간이 좋다'처럼 모든 사람에게 똑같이 적용되는 절대적인 법칙이나 매뉴얼이 있는 것이 아니라는 것이죠. 사람은 모두 자신만의 생활 패턴이 있고, 이것을 최우선으로 해 본인에게 맞는 식사 조절을 하는 것이 가장 현명하다 생각합니다.

채식은
정말 건강에 좋을까?

채식주의가 점차 각광받고 있는데요. 육식과 관련한 윤리적 감수성 증가도 한몫을 하고 있지만 그보다 건강을 위한 목적이 큽니다. 사실 먹는 것이 우리의 건강을 좌우한다는 것은 누구나 알고 있고, 그래서 건강에 좋은 음식을 먹으려 노력합니다. 그런데 그렇게 똑같은 노력을 하고 있지만, 전혀 다른 방법을 택하는 사람들이 있습니다. 채식주의자들은 동물성 식품을 먹지 않는 것이 건강한 삶을 가져다준다고 믿습니다. 이번에는 그와 관련해 생각해보겠습니다.

채식주의는 여러 가지 단계가 있습니다.

- 비건(vegan): 동물성 식품, 즉 육류, 어류, 달걀, 유제품까지 먹지 않고 식물성만 먹는다.
- 락토 베지테리언(lacto-vegetarian): 동물성 식물 중 우유, 치즈, 요구르트와 같은 유제품은 먹는다.
- 락토 오보 베지테리언(lacto-ovo-vegetarian): 유제품과 달걀은 먹지만 어류와 육류는 먹지 않는다.
- 페스코 베지터리언(pesco-vegetarian): 유제품, 달걀, 어류까지 먹고, 육류는 먹지 않는다.
- 세미 베지테리언(semi-vegetarian): 육류 중 닭고기 등의 조류는 먹고 붉은 고기만 먹지 않는다.

우리가 보통 말하는 채식주의자는 동물성 식품을 먹지 않는 '비건'을 말합니다. 건강을 이유로 동물성 식품을 먹지 말아야 한다고 생각하는 사람들은 소고기와 돼지고기 같은 붉은 고기가 사람에게 암과 혈관 질환을 일으키는 원인이 된다고 믿습니다. 실제로 2004년 세계보건기구의 자료에 따르면, 질병으로 사망하는 사람들의 71.5%가 육식과 관련이 깊습니다. 심장혈관 질환 사망자의 약 85%, 암 사망자의 약 60%, 당뇨병 사망자의 약 50%가 육식과 관련 있지요. 실제로 채식주의자는 비채식주의자보다 날씬하고, 콜레스테롤 수치도 낮으며, 고혈압과 당뇨병이 적어서 심장혈관 질환에 따른 사망률이 더 낮다고 미국영양협회에서 보고한 바도 있습니다.

그러나 우리가 생각해봐야 할 연구 결과도 상존합니다. 채식과 비채식 후 건강을 비교해본 연구 10개를 종합적으로 분석해본 결과입니다. 이 결과에 따르면 채식주의자들이 비채식주의자보다 심장병과 암의 위험률이 더 낮은 것은 사실이지만, 여러 가지 요인으로 인한 사망률 수치에는 차이를 발견할 수 없었습니다. 비건이 더 장수한다는 결론을 내리기 어렵다는 말입니다.

반론을 제시하는 입장도 만만치 않습니다. 비건이 더 건강하다고 나온 논문들의 결과를 해석할 때 다른 요인들이 배제되었을 가능성이 높다는 것입니다. 비건이 식단을 지키기 위해서는 엄격한 자기관리가 필요합니다. 건강한 완전 채식을 하려면 동물성 식품뿐 아니라 먹지 말아야 할 음식들이 많기 때문입니다. 이런 생활이 가능한 사람은 전체적인 생활습관에서 육식을 즐기는 사람들보다 더 건강한 생활습관을 가지고 있을 가능성이 큽니다. 예를 들면 흡연, 음주를 할 가능성이 적고, 야식을 먹을 가능성도

적습니다. 그러므로 이러한 요인들이 통제되지 않은 상태에서 질병에 대한 단순 비교는 적합하지 않을 수 있습니다. 만약 육식을 하면서도 흡연, 음주를 하지 않고, 야식을 먹지 않으면서, 규칙적으로 운동하는 사람들과 비교할 때 채식주의자가 더 건강하다고 단언할 수는 없습니다.

육식이 필요하다는 연구자들은 실제로 술과 담배를 하지 않고 각종 불량 가공식품을 먹지 않는 두 집단을 비교하기도 했습니다. 그 비교 대상은 바로 미국의 재림교 신자(채식주의)들과 모르몬교 신자(채식과 육식 혼합)들입니다. 양쪽 모두 흡연과 음주를 하지 않고 건강한 생활습관을 가지고 있는 상황에서 고기를 먹는지만 차이가 있을 뿐이었습니다. 결과는 어땠을까요? 모르몬교 신자 집단이 더 장수하는 것으로 나타났습니다.

채식주의자들의 가장 큰 오해는 바로 지방과 콜레스테롤이 인체에 해롭다는 것입니다. 그러나 사람은 지방이 없으면 살 수 없습니다. 우리 몸에 꼭 필요한 지용성 비타민(A, D, E, K)은 지방이 없으면 흡수가 잘 안 됩니다. 특히 양질의 지용성 비타민 A와 D는 주로 동물성 식품에 들어 있습니다. 또 세포막을 구성하는 것도 지방 성분입니다. 콜레스테롤이 있어야만 우리 몸이 여러 필수적인 호르몬을 만들어낼 수 있습니다. 성호르몬 테스토스테론과 에스트로젠도 마찬가지고요. 그래서 혈중 콜레스테롤이 너무 낮으면 오히려 여러 가지 질환의 원인이 될 수 있습니다. 물론 풍부한 채소와 과일 섭취는 매우 중요합니다. 그러나 육식을 배제한 채식은 오히려 우리 몸을 망가뜨립니다. 그러면 여기서 제가 생각하는 몇 가지 채식의 원칙을 제안해봅니다.

먼저, 자신에게 채식을 하는 것이 더 좋은 상황인지 판단할 필요가 있습니다. 만약 하루 섭취 칼로리의 반 정도를 지방으로 섭취할 정도로 지나친 육식주의자라면 채식습관이 필요합니다. 그러나 일반적인 한국 사람의 경우 총 칼로리 중 지방이 차지하는 비율이 약 19% 정도입니다. 채식을 하면 몸의 상태가 좋아지는 사람도 있지만, 오히려 에너지가 떨어지고 부작용이 나타나는 사람들도 있죠.

또한 채식에도 좋은 채식과 나쁜 채식이 있다는 것을 알아야 합니다. 채식주의자라고 모두 다 날씬한 것은 아닙니다. 살을 찌게 하는 주범은 사실 고기가 아닌 정제된 탄수화물이기 때문입니다. 흰쌀과 밀가루, 감자와 같은 식물성 음식들은 혈당지수가 매우 높아서 혈당을 올리고 결국 인슐린을 분비시키며, 지방이 잘 축적되게 해 살이 찌기 쉽습니다. 결국 대사증후군과 혈관 질환이 발생할 가능성이 큽니다. 채식을 하면서도 고기를 먹는 것보다 더 건강이 안 좋아지는 겁니다.

하버드 공중보건대학에서 약 8,600명을 대상으로 진행한 채식주의자들 연구를 보면, 같은 채식주의자라 하더라도 가공된 곡물을 먹지 않은 건강한 채식을 한 사람들이 그렇지 않은 사람들보다 심장 질환 위험률이 25% 낮았습니다. 그러므로 그냥 고기를 안 먹는 것만으로는 더 건강해질 수 없습니다. 채식을 하더라도 기간을 정해놓고, 반드시 건강한 채식을 해야 합니다.

그리고 채식으로만 채우기 어려운 영양소를 꼭 파악해야 합니다. 채식주의자들은 완전한 채식으로 충분히 필요한 모든 영양소를 섭취할 수 있다고 주장하지만, 영양학자들의 생각은 많이 다릅니다. 채식으로 인해 필수아미노산이 부족해질 수 있습니다. 단백질이 풍부한 식물 중 대표적인 것이 콩입니다. 콩에는 메티오닌과 라이신(lysin)이 풍부하지만, 시스틴(cystin)과 트립토판(tryptophan) 같은 아미노산이 절대적으로 부족합니다. 반면에 동물성 단백질에는 10가지 필수아미노산이 골고루 들어 있습니다. 아무리 콩이나 두부를 섭취해도 근육, 피부, 머리카락, 손톱과 같은 인체 조직의 원료가 결핍되기 쉽고, 각종 효소가 만들어지는 데 필요한 호르몬이 부족할 수밖에 없는 것입니다. 철분, 아연과 같은 필수영양소의 섭취도 채식보다 육식이 더 유리합니다. 특히 성장기에 있는 어린아이들과 청소년기, 그리고 식사량이 부족한 노년층의 경우에도 충분한 필수영양소 공급이 필요하므로 채식만을 고집하는 것은 도움이 되지 않습니다.

—— 잘 먹고 제대로 마시는 것

물도 건강하게 먹는
방법이 있다

몸의 60~70%는 물로 이루어져 있습니다. 특히 혈액의 94%가 물이기 때문에 몸의 수분이 줄어들면 혈액순환이 잘되지 않습니다. 그뿐 아니라 근육의 약 75%, 심장의 약 85%, 뇌의 75% 또한 수분으로 이루어져 있습니다. 물이 전혀 없을 것 같은 뼈도 약 20%의 수분을 포함하고 있습니다. 세포에서 일어나는 많은 화학반응들이 정상적으로 일어나기 위해서도 물이 꼭 필요합니다. 물이 있어야만 우리 몸의 세포들이 제 기능을 다 해낼 수 있습니다. 한마디로 물은 생명을 유지하는 필수조건입니다.

그렇다면 하루에 물을 어느 정도 마셔야 적당할까요? 이 질문에 쉽게 답하기는 어렵습니다. 아직까지도 하루 물 섭취량에 대한 논란이 있기 때문입니다. 세계보건기구에서 권장하는 하루 물 섭취량은 1.5~2L입니다. 200ml 컵으로 마신다고 치면, 약 8~10잔 정도라고 할 수 있겠네요.

몇몇 전문가들은 하루에 먹어야 할 물의 양을 계산하는 두 가지의 공식을 만들었습니다. 첫 번째 공식은 자신의 몸무게에 30~33을 곱하는 것입니다. 즉, 70kg인 사람은 30~33을 곱해 나온, 2.1~2.31L가 적당한 물 섭취량인 것입니다. 두 번째 공식은 키와 몸무게를 더해서 100으로 나누는 것입니다. 예를 들어 170cm 키에 65kg 몸무게라면, 이 두 숫자를 더한 235를 100으로 나눈 2.35L를 마셔야 합니다. 이렇게 계산해보면 하루에 먹어야 할 물의 양이 적지 않습니다.

그러나 이러한 논리에 동의하지 않는 학자들도 있습니다. 미국 인디아나대 소아과 애런 캐럴(Aaron Carroll) 교수는 '하루에 물을 8잔 마셔야 한다'는 말은 거짓 상식이라고 말합니다. 성인 기준 하루 물 8잔 섭취 지침은 1945년 미국 국립연구위원회의 식품영양부서에서 발표한 것인데요. 애런 교수는 우리가 하루 동안 먹고 있는 음식에 약 2.5L의 수분이 대부분 포함되어 있으므로 또다시 2L 이상의 물을 더 마실 필요가 없다는 것입니다. 오히려 수분 중독에 처할 수도 있다는 게 그의 생각이었죠.

물론 이러한 반박에도 여전히 '물 2L 설(?)'을 대부분의 사람들이 받아들이고 있습니다. 실제로 물을 많이 안 먹던 사람들이 하루에 약 2L의 물을 마시면서 몸이 건강해졌다고 말하는 경우가 종종 있습니다. 물을 많이 먹기 시작하면서 대소변이 좋아지고, 두통이 나아지면서 몸의 피로감도 줄어들었다고 말하는 사람도 있고요. 그뿐 아니라 식사량이 줄어 다이어트에 도움이 되고, 혈색이 좋아졌다는 사람들도 있습니다.

적정한 수분 섭취량을 알기 위해서는, 먼저 우리 몸이 하루에 배출하는 수분의 양을 살펴야 합니다. 사람마다 차이가 있겠지만 일반 성인을 기준으로 하루 약 2.5~3L의 수분이 배출됩니다. 그중 반 이상이 소변으로 배출되고, 나머지는 땀, 호흡 등으로 배출됩니다. 이렇게 보면 최소한 하루 배출되는 양만큼은 물을 마셔야 한다는 결론이 나옵니다.

식사할 때 먹는 수분량을 고려해서 따져봅시다. 평소 국물을 많이 먹거나 과일과 채소를 많이 섭취한다면 따로 먹어야 할 물의 양을 조금 줄여도 됩니다. 그러나 식사 중에 섭취하는 수분량이 적은 사람이라면 따로 물을 섭취해야 합니다.

음식에 포함돼서 섭취되는 수분의 양은 사람마다 식습관에 따라서 매우 차이가 나기 때문에 먼저 자신의 식습관을 생각해야 합니다. 일반적으로 적게는 하루에 500ml 정도 섭취하고, 과일과 채소를 많이 먹는 사람은 1.5L까지도 음식으로 수분을 섭취합니다. 그렇기 때문에 음식으로 수분을 많이 섭취하는 사람은 약 1L 정도의 물로도 충분하지만, 음식으로 섭취하는 수분이 적은 사람은 많게는 2.5L까지 물을 따로 섭취하는 것이 좋습니다.

가공식품 섭취량이 증가하면서 가공식품에 함유된 염분으로 인해 더 많은 수분 섭취가 필요해진 것은 사실입니다. 또한 카페인을 함유한 커피나 음료수, 음주가 발생시키는 불필요한 이뇨작용이 우리 몸의 수분을 부족하게 만들기도 하고요. 이렇게 물

이외의 가공음료들을 많이 마시다 보면 우리의 '갈증'이라는 센서에 오류가 생깁니다. 그러면 수분이 조금 부족해도 갈증을 느끼지 못하는 만성적 탈수 현상이 생깁니다. 만성 탈수증은 주로 물보다는 가공음료로 수분을 섭취하는 사람들에게 일어나기 쉬운 질병입니다. 만성 피로를 호소하면서 두통이나 근육통이 자주 생기며 노화의 지름길에 들어서게 하지요.

개인적으로 저는 저를 찾는 환자들에게 기회가 있을 때마다 물을 챙겨 먹을 것을 권하는 편입니다. 워낙 물을 따로 챙겨 먹지 않는 습관들 탓입니다. 다만 2L 이상의 물 섭취를 반드시 권하지는 않습니다. 생활을 해치는 수준으로 화장실을 자주 드나들 필요가 있는지 미심쩍으니까요. 결국 부족하지도 과하지도 않은 우리 몸의 균형감이 중요합니다. 가급적 자주 챙겨 마시되 신장이나 위장 등에 부하를 일으키지 않는 수준에서 섭취하는 것이 좋습니다.

특별한 질병이 없는 사람이라면 상관없지만 어떤 질병은 특별히 물을 더 많이 마셔야 하는 경우가 있고, 반대로 가려서 마셔야 하는 경우도 있습니다.

당뇨는 혈당이 올라가면 혈액의 점도가 올라가기 때문에 충분한 수분 섭취를 통해 혈당 상승을 막고 혈액의 점도를 낮춰야 합니다. 그러나 만약 당뇨병으로 인해 신장에 합병증이 생긴 상태라면 과도한 수분 공급은 오히려 나쁘니 주치의와 상의해서 섭취량을 결정해야 합니다. 감기나 기관지염, 폐렴인 경우에도 물을 많이 마시는 것이 좋습니다. 열이 나면 탈수가 쉽고 목과 코, 기관지 점막이 말라 제 기능을 하지 못해 염증이 더 잘 생깁니다. 그러면 가래가 짙어져서 배출이 어렵고 염증이 더 잘 생기죠. 충분한 수분 섭취를 통해서 탈수를 막고 가래가 묽어지도록 해야 됩니다. 방광이나 요로에 염증이 생긴 경우도 마찬가지입니다. 충분히 물을 마셔야 여러 가지 염증 관련 물질이 소변으로 배출됩니다. 이 밖에 고지혈증, 고혈압, 협심증 등의 질병도 염분을 줄이고 물을 충분히 마셔 혈액 점도를 묽게 만들어줘야 합니다.

반대로 물을 가려서 마셔야 하는 경우도 있습니다. 대표적인 것이 신부전, 심부전, 간경화, 갑상선기능저하증입니다. 신부전의 경우, 신장의 기능이 떨어진 상태라 과도한 수분 섭취는 신장에 부담을 주고 결국 부종이 더 많이 생길 수 있습니다. 심부전 상태에서는 물을 많이 마시면 심장의 펌프 기능이 잘 안 이루어지면서 혈액을 충분히 내보낼 수가 없고 폐부종이 생길 수 있습니다. 또 간경화로 인해 생긴 복수가 있는 경우, 과도한 수분 공급은 복수를 오히려 악화시킵니다. 갑상선 기능이 저하되면 부종이 잘 생기는데, 이때 수분이 너무 많으면 부종이 악화됩니다.

물은 우리 몸에 필수적인 요소임에는 틀림없습니다. 그러나 천

편일률적으로 물을 많이 마셔야 하는 것은 아닙니다. 자신의 몸 상태와 식습관을 고려한 물 섭취량을 찾아보는 지혜가 필요하겠습니다.

적당한 음주가 ────
건강에 좋다는 말의 진실 ────

프랑스 국립보건의학연구소(INSERM)에서 음주와 치매의 관계를 밝힌 연구 결과를 발표했습니다. 연구소는 영국의 데이터베이스에서 35세에서 55세 9,000명의 자료를 추출해, 23년간 추적 조사했는데요. 그 결과 일주일에 와인 1~14잔(소주로 치면 약 1.8병) 마시는 사람을 기준으로 보았을 때, 이 이상을 마시는 사람은 치매 발병률이 40% 높았습니다. 흥미로운 것은 아예 안 마신 사람은 74%가 높았던 점입니다.

그런가 하면 맥주가 골다공증 예방에 도움이 된다는 연구 결과도 있습니다. 미국 캘리포니아대학교 연구팀은 맥주의 성분을 분석한 결과, 맥주 1L당 평균 30mg의 규소가 들어 있는 것을 확인했습니다. 규소는 뼈를 더 튼튼하게 만들어주는 역할을 하는 미네랄입니다. 물론 규소는 다른 음식에도 들어 있지만, 맥주에 들어 있는 규소는 더 흡수가 잘됩니다.

또 일부 학자들은 알코올이 좋은 콜레스테롤인 HDL을 증가시키고, 혈전의 생성을 감소하는 효과가 있다고 주장합니다. 술을 마시면 스트레스가 해소되므로 혈관 건강에 도움이 될 수 있다고도 합니다. 2007년 〈심혈관학회지〉에 실린 내용을 보면 적당한 음주는 사망 위험률을 낮출 수 있지만, 음주가 과도해지면 당연히 사망 위험률이 올라간다고 보고했습니다.

이 연구들은 적당한 음주가 건강에 도움이 된다고 말합니다. 그리고 이들이 생각하는 적당한 음주량은 남성의 경우 하루 소주 2잔(90cc), 여성은 하루 1잔 정도입니다. 와인일 때는 남성은 하루 1잔(150cc), 여성은 하루 반잔 정도, 맥주로 치면 1캔(320cc)입니다. 술의 종류는 와인이 가장 좋다고 알려져 있습니다.

반대로 애주가들의 마음을 아프게 하는 연구 결과들도 만만치 않게 있습니다. 2010년 〈BMC공중보건학회지〉에는 술을 조금만 먹어도 뇌출혈 위험률이 증가된다는 연구 결과가 발표되었습니다. 또 캐나다 빅토리아대학교 연구팀은 적당한 음주가 건강에 좋다고 분석되었던 과거의 연구들을 하나씩 다시 검토해나가기 시작했습니다. 그리고 그들은 연구 결과를 도출해내는 과정에서 아주 큰 오류를 발견했습니다. 과거 논문들은 금주하는 사람과 적당한 음주를 하는 사람들의 건강을 비교하는 내용이었습니다. 그런데 금주군 실험 대상자 중에는 처음부터 계속 금주를 한 사람들만 있는 것이 아니라 상당수 실험 대상자가 과거에 술을 많이 마셔서 건강이 나빠졌거나, 또는 다른 건강상의 이유로 금주를 하는 사람들이 포함된 것이었습니다. 그래서 연구팀은 이런 사람들을 배제시키고, 처음부터 금주를 한 사람들만 다시 분석했습니다. 결론적으로 일주일에 1잔 미만으로 마시는 사람들의 사망 위험률이 가장 낮았습니다. 즉, 거의 금주하는 사람이 더 건강하다는 결론이 내려진 것입니다.

영국 의학학술지 〈랜싯〉에 실린 연구 결과는 음주를 피하는 것이 훨씬 건강에 좋다는 것을 알려줍니다. 이 연구는 전 세계적인 규모로 진행되었는데, 알코올 소비를 과거 약 20년까지 조사하고 , 데이터 분석에 참여된 대상자는 15세부터 95세까지 선정해 광범위한 조사를 시행했습니다. 그리고 술을 한 잔 더 마실 때마다 얼마나 더 건강에 안 좋은지를 수치화했습니다. 그 결과 금주하는 사람 10만 명 중 건강에 문제가 발생한 사람은 914명이었는데, 하루에 술을 1잔씩 마실 때 4명, 2잔을 마실 때 63명, 5잔을 마실 때 338명이 늘어났습니다.

결론적으로 적당한 음주가 심장병을 줄인다는 연구 결과에도, 음주의 폐해가 가려지는 것은 아니었습니다. 암이나 간 질환, 감염 질환과 같은 다른 무서운 질환에 걸릴 확률은 훨씬 더 높아지기 때문입니다. 심장병을 낮추는 이득을 완전히 상쇄시키고도 남는 정도였지요.

술을 마시면 바로 얼굴이 빨개지는 분들 있으실 겁니다. 그런 분들에게 술은 더 위험한 독입니다. 알코올 분해 과정에서 아세트알데하이드라는 성분이 발생하는데, 이것이 바로 얼굴을 빨개지게 만들고 숙취를 만드는 원인물질이죠. 물론 이 아세트알데히드를 분해하는 효소, 즉 아세트알데히드 탈수소효소(ALDH)가 많은 사람들은 얼굴이 잘 빨개지지 않고 숙취가 적습니다. 하지만 아쉽게도 한국인은 유전적으로 약 40% 사람들이 이 효소가 부족합니다. 그런 사람들은 발암물질인 아세트알데히드에 노출되는 것이므로 건강에 유익할 리가 없겠지요.

또 술을 먹고 얼굴이 빨개지는 사람은 그렇지 않은 사람보다 고혈압에 걸릴 확률이 더 큽니다. 그리고 알코올이 혈관에 큰 부담을 주어서 심장발작과 뇌졸중의 원인이 될 수 있습니다. 이러한 사람들의 암 발생 위험에 대한 국내 연구 결과가 있습니다. 한림대학교 연구팀은 대장암으로 진단받은 1,290명과 정상인 1,061명을 대상으로 조사해본 결과 아세트알데히드를 잘 분해하지 못하는 사람들이 대장암 발생 위험률이 6배 더 높다는 사실을 발견했습니다. 술을 마시면 얼굴이 빨개지는 사람이 그렇지 않은 사람들보다 식도암이 걸릴 위험률이 6~10배까지 높다는 발표도 존재합니다.

하지만 금주한다는 게 말처럼 쉽지는 않죠. 그렇다면 '위험 음주'보다 '적정 음주'를 하도록 노력하는 게 어떨까 싶습니다. 특이하게도 건강한 음주문화를 위해 WHO에서 '적정 음주' 권장량이라는 걸 제안했습니다. 적정 음주란 자신과 타인에게 해가 되지 않는 수준의 음주를 말하는데요. 이를 '저위험 음주'라고도 합니다. 적정 음주량은 소주 알코올로 계산해보면 남자는 하루 3잔 미만(알코올 40g), 여자는 하루 2잔 미만입니다.

의과대학을 다녔던 저조차도 술 때문에 꽤나 고생했습니다. 예비 의사들이 모여 있다고 술 권하는 한국적인 문화가 없지 않았기 때문입니다. 저는 아세트알데히드를 분해하는 효소가 매우 적은 사람입니다. 1잔을 마셔도 얼굴뿐 아니라 상체까지 빨개지는 저로서는 술을 먹기가 참 어려웠습니다. 술을 먹고 괴로워하면서 구토를 한 적도 많았고요. 그때는 그렇게 먹으면서 내가 술을 이겨내면 된다고 생각했던 거 같습니다. 하지만 이젠 그 생각은 완전히 틀렸다는 걸 압니다. 모든 사람은 유전적으로 다릅니다. 서로의 다름을 인정해야 합니다. 술을 먹고 얼굴이 빨개지는 사람에게 계속 술을 권하는 것은 그 사람에게는 독이 되는 발암물질을 계속 먹으라고 권하는 것과 같습니다.

―――― 잘 먹고 제대로 마시는 것

블랙 커피가
간암을 예방해 줄까?

우리나라에 커피가 처음 들어온 것은 1890년 전후로 추정됩니다. 약 130년이 지난 지금, 우리나라 사람들은 연간 265억 잔의 커피를 마십니다. 한 명당 약 500잔에 해당되지요. 우리나라는 세계 7위 커피수입국이 되었습니다. 이제 우리 삶 속에 깊이 들어와 있는 커피를 제대로 먹는 방법을 아는 것이 매우 중요합니다. 커피가 자신에게 해로운지 해롭지 않은지도 알아야 하고요. 실제 진료실에서 만난 환자 중에는 커피를 마시지 않다가, 커피가 건강에 좋다는 기사를 보고 일부러 하루에 두 잔씩 마시기 시작했고, 그 때문에 오히려 건강이 나빠진 사례도 있었습니다.

우리가 늘 접하는 기호식품이지만, 커피만큼 건강에 대한 논란이 많은 음료도 없습니다. 그만큼 상반된 연구들이 쏟아져 나옵니다. 커피가 건강에 좋은 이유 중 많은 의학 전문가들이 인정하는 것은 바로 간에 대한 것입니다. 영국 퀸스대 벨파스트(QUB) 암역학연구팀은 커피를 마시는 사람은 마시지 않는 사람에 비해 간암의 90%를 차지하는 간세포암 발생률이 50% 낮다는 연구 결과를 발표했습니다. 또 2017년 영국 사우샘프턴대와 에든버러대의 공동 연구팀은 총 250여 만 명이 대상이 된 26편의 연구논문을 종합 분석한 결과, 커피를 하루 1잔 마시는 사람은 간암 발생률이 20%, 2잔 마시는 사람은 35%, 5잔 마시는 사람은 50% 낮은 것으로 나타났다는 결과를 발표한 일이 있습니다.

미국과 유럽 등의 대규모 연구 자료들은, 우유나 설탕이 들어 있지 않은 블랙커피가 간암 예방에 도움이 된다고 밝힙니다. 만성 간 질환, 즉 지방간, B형, C형 간염이나 간경화증이 있는 사람들은 간암으로 진행할 확률이 많은데, 이런 사람들이 커피를 마시면 간암 예방에 도움을 받을 수 있다는 것입니다. 정말 그럴까요?

커피 속에는 100가지 이상의 성분이 들어 있는데, 그중 폴리페놀이라는 성분이 있습니다. 폴리페놀은 항산화작용, 항염증작용, 항암작용을 하는 성분으로 간암 예방에 도움이 됩니다. 더욱이 커피는 배변활동을 돕습니다. 혹시 아침에 진한 커피 1잔을 마시고 바로 화장실을 찾은 경험이 있으신가요? 그렇다면 커피의 효과를 누리신 것입니다. 커피 속에 들어 있는 폴리페놀 화합물 중 클로로겐산(chlorogenic acid)이 장의 연동운동을 활발하게 해 원활한 배변활동을 도와주고 변비를 예방해주거든요. 물론 이 효과는 10명 중 3명에게만 나타납니다. 또 하루 3~5잔 정도의 커피가 심장병 예방에 도움이 된다는 연구도 있습니다. 이 역시 폴리페놀 성분의 항산화작용으로, 혈관 내 혈전이 생기는 초기 과정을 막아주기 때문입니다. 그뿐 아니라 커피는 대장암과 담석을 예방하고,

치매와 당뇨병의 발병률도 낮춘다고 알려져 있습니다. 커피는 천식에 효과가 있다고 알려져 있는데 이는 커피 속 카페인 덕분입니다. 카페인은 기관지의 수축을 막아줘 기침을 치료하는 데 사용되는 테오필린(theophyline) 성분과 유사하기 때문입니다.

커피를 마시면 안 되는 사람들

커피가 건강에 해롭다는 연구도 만만치 않습니다. 커피에 약한 대표적 장기가 바로 위장입니다. 커피는 위벽을 자극해 위산 분비를 촉진하기 때문이죠. 또 카페인 때문에 식도와 위 사이에 있는 괄약근이 느슨해져 위산이 역류되기 쉬워 역류성 식도염의 원인이 됩니다. 또 커피는 변비 예방에 도움이 되지만, 반대로 설사를 자주 하는 과민성대장증후군 환자에게는 복통과 설사와 같은 증상을 더 악화시킬 수 있습니다.

커피가 심장병 예방에 도움이 된다는 연구가 있었지만, 상반된 결과를 보이는 연구도 있었습니다. 차이점은 커피 소비량이었습니다. 하루 5잔 이상의 많은 양의 커피를 마시는 사람들은 오히려 심근경색 발생 위험률이 2배 이상 증가한다는 것입니다. 과도한 카페인은 혈압을 올리고, 심장을 빨리 뛰게 하며, 심장이 예민한 사람에게는 심장박동이 불규칙해지는 부정맥을 유발할 수 있기 때문입니다. 또 커피 속에 들어 있는 지방 성분도 한몫합니다. 커피에는 카페스테롤(cafesterol)이라는 성분이 있는데 이것이 간에서 콜레스테롤로 전환되어 혈중 콜레스테롤 수치를 높일 수 있습니다. 카페스테롤은 주로 커피를 에스프레소 방식으로 추출할 때 포함되는데요. 드립 방식의 커피에서는 필터를 통해 걸러집니다. 콜레스테롤이 높은 사람은 가능하면 에스프레소보다 필터를 통해서 걸러지는 드립커피가 좋습니다.

커피 속 카페인은 우리 몸에 꼭 필요한 여러 가지 영양소의 흡수를 방해하거나 배출시킵니다. 대표적인 것이 바로 철분과 아연, 칼슘입니다. 철분과 아연은 카페인에 의해 흡수를 방해받는 대표적인 필수미네랄입니다. 또 카페인은 소변으로 칼슘 배설을 증가시킵니다. 그러니 노년기 분들에게 과도한 카페인 섭취는 골다공증의 원인이 될 수 있으니 주의하셔야 합니다. 그리고 커피의 카페인은 만성 피로의 원인이 되기도 합니다. 지금까지 만성피로클리닉에서 만난 수많은 환자들 중에도, 카페인 중독 환자가 수없이 많았습니다. 그분들의 경우에는 카페인을 끊었을 때, 약 2~3주 사이 증세가 많이 호전되는 것을 보기도 했습니다.

카페인은 간에서 변환되면서 다음의 세 가지 물질로 바뀝니다.

테오브로민(theobromine), 파라잔틴(paraxanthine), 테오필린이라는 물질인데, 이것들도 뇌에 작용하면서 산소 공급을 증가해주고, 신경전달을 활성화시켜주며, 근육 자극을 강하게 만들어 기분을 좋게 해줍니다. 여기까지는 카페인의 순기능에 속합니다.

그런데 문제는 카페인의 효과가 떨어지기 시작하면서 발생합니다. 그때부터는 몸에 힘이 빠지고, 정신이 탁해지면서, 두통이 나타나기도 합니다. 그래서 다시 카페인을 찾게 됩니다. 이러한 과정을 오래 겪다 보면 결국 카페인 부족 시에 나타나는 피로감이 심해지고 만성적으로 피로 증상을 느끼게 됩니다.

몸이 늘 피곤하다면 사실 이 악순환의 과정을 끊어내는 것이 중요합니다. 카페인을 끊는 것이 정답인 것이죠. 커피 외에 카페인이 들어간 음료도 마찬가집니다. 만성 피로를 연구하는 의사들은 카페인을 먹으며 계속 일을 하는 것은 미래의 에너지를 미리 가져다 쓰는 것과 같다고 표현하기도 합니다. 쉬어야 할 엔진이 쉬지 않고 카페인의 힘으로 돌아가고 있는 것입니다. 그러니 카페인의 효과가 끝나면 더 큰 피로감이 몰려오는 것이죠. 마치 카드빚을 내어 오늘을 즐겁게 사는 것과 비슷하겠네요. 그 끝은 파산인 것처럼, 지속적 카페인의 끝은 에너지 고갈, 즉 번아웃입니다.

사실 많은 사람들이 겪어본 커피의 대표적인 부작용은, 밤에 잠이 오지 않는 것입니다. 커피의 카페인이 몸속에 남아 있는 시간은 6~12시간 이상이기 때문에 오후 늦은 시간에 커피를 마시면 깊은 잠을 못 자는 상황이 생깁니다. 물론 자신은 아무리 커피를 많이 마셔도 잠을 자는 데 지장이 없다고 말하는 사람들도 많지만, 그런 사람들도 커피를 마시지 않았을 때와 커피를 마시고 잠에 들었을 때 뇌파에 차이가 있습니다. 스스로는 잠을 잘 자는 것 같지만, 커피를 마시지 않았을 때 더 깊은 잠에 드는 것입니다. 잠을 깊게 자는 것은 몸과 마음에 매우 중요합니다. 피로 회복뿐 아니라, 면역력, 호르몬 밸런스, 감정 문제에 관해서도 숙면이 꼭 필요하다는 것은 이미 많은 연구를 통해서 증명되었습니다.

커피 이야기를 하면서 다이어트 이야기를 빼놓을 수 없겠네요. 커피가 다이어트에 도움이 된다는 이야기들은 오래전부터 있었습니다. 실제로 커피의 카페인은 우리 몸의 대사를 증진하여 에너지를 더 많이 소비시킵니다. 결국 칼로리 소모가 많아지기 때문에 다이어트에 도움이 되죠. 이 이론으로 실제 다이어트 보조제에도 카페인이 들어 있는 경우가 많습니다. 그런데 최근 서울의료원 연구팀이 블랙커피를 마시면 비만 위험이 커진다는 연구 결과를 발표했죠. 정확히 말하자면 연구팀이 발표한 논문에 '설탕과 프림을 넣지 않은 커피를 마신 사람 중에도 비만도 증가가 확인됐다'는 내용이 있었던 것입니다.

───── 잘 먹고 제대로 마시는 것

논문에서 이러한 현상의 원인을 확실히 기술하지는 않았지만, 커피와 수면 그리고 비만 관련 연구 결과들로 그 원인을 유추해 볼 수 있습니다. 카페인이 숙면을 방해한다는 것은 확인된 사실입니다. 그리고 수면 상태가 안 좋은 사람이 비만 가능성이 더 높다는 것도 밝혀졌습니다. 수면과 비만 관련 연구를 살펴보았을 때, 잠을 충분히 자는 사람보다 5시간 미만으로 적게 자는 사람들이 비만이 될 확률이 25% 증가합니다. 이는 렙틴(leptin)이라는 호르몬과 관련 있습니다. 렙틴은 포만감을 주는 호르몬으로 식욕 억제와 체중 감량에 도움을 줍니다. 렙틴과 관련된 한 실험이 있었는데요. 실험 대상자들을 숙면을 취하게 하고 나서 렙틴 수치를 측정해보니 5.3 정도가 나왔고, 그다음 날 밤을 꼬박 새우게 하고 다시 측정해보니 렙틴 수치가 3.7로 감소되었습니다. 결국 잠을 잘 자는 사람들은 렙틴 수치가 높게 유지되고, 살이 덜 찌는 것이죠. 그렇기 때문에 숙면 방해로 이어지는 카페인 섭취는 살이 더 잘 찌는 몸을 만들 수 있다고 생각할 수 있습니다.

커피를 끊을지 말지 결정하기 전에 커피의 장점과 단점이 되는 성분들을 조금 더 분석해볼 필요가 있습니다. 커피의 해로움에 대한 결과들은 거의 카페인과 관련된 것들입니다. 그러나 카페인 이외의 다른 성분들은 해로움보다는 이로움이 더 많습니다. 폴리페놀 화합물의 항산화작용과 항염증작용이 있기 때문입니다.

그렇다면 카페인은 정말 그렇게 해로운 것일까요? 얼마까지 먹어도 괜찮은 걸까요? 앞에 설명한 것처럼, 적은 양의 카페인은 적당한 각성 효과로 이로운 점이 있습니다. 카페인 하루 허용량은 성인의 경우 약 400mg으로 알려져 있습니다. 커피 한 잔에 들어 있는 카페인의 양은 원두 종류와 추출 방식에 따라서 차이가 많이 납니다. 커피 전문점에서 팔고 있는 아메리카노 1잔에 들어 있는 카페인의 양은 적게는 100mg에서 많게는 285mg입니다. 그렇다면 카페인 양에 따라서 하루에 1~3잔까지는 마셔도 된다는 말이지요.

문제는 카페인에 대한 반응이 사람마다 다르다는 것입니다. 주량에 대한 개인차가 심하듯, 카페인도 마찬가지입니다. 많이 먹어도 별 반응이 없는 사람도 있지만, 적은 양의 카페인에도 즉각적으로 반응하는 사람도 있습니다. 그러므로 스스로가 카페인을 많이 먹어도 되는지 알아야 합니다. 특히 카페인을 특별히 피해야 하는 사람들이 있습니다. 아래와 같은 사람들은 카페인에 의해서 나쁜 영향을 많이 받을 수 있으므로 꼭 피해야 합니다.

- 불면증 환자, 숙면이 안 되는 사람들
- 공황장애, 범불안장애, 신경이 예민한 사람들
- 갑상선기능항진증

—— 잘 먹고 제대로 마시는 것

- 심장박동이 빠르거나 부정맥이 있는 사람들
- 위염, 위궤양, 역류성 식도염이 있는 사람들
- 설사를 자주 하는 과민성대장증후군(장의 연동운동은 카페인보다는 클로로겐산의 역할이 더 큼)

카페인의 해로움을 줄이면서 커피를 즐길 수는 없을까요? 이러한 요구는 오래전부터 계속되어왔고, 그 결과 탄생한 것이 바로 '디카페인 커피'입니다. 개인적으로는 디카페인 커피를 즐겨 마십니다. 커피의 풍미를 느끼면서 카페인의 영향을 받지 않는다는 점에서 카페인에 취약한 사람에게도 좋습니다. 다수의 사람들이 디카페인 커피는 맛이 없을 거라고 생각하지만, 실제 전문 커피 시음가들을 대상으로 블라인드 테스트를 해본 결과, 카페인 커피와 디카페인 커피를 쉽게 구분하지 못했습니다. 수면에 문제가 없고, 카페인의 각성작용에 과민하지 않은 사람이라면 굳이 디카페인 커피를 마실 이유는 없습니다. 다만 임신 중이거나, 모유 수유 중인 산모, 불안증세가 있는 사람에게 디카페인 커피는 훌륭한 대안책이고 새로운 취향일 수 있겠습니다.

커피와 살고 있다고 말해도 과하지 않은 일상을 보내고 있습니다. 커피의 이로움을 잘 살리면서도 카페인이 가지고 있는 문제점을 잘 관리할 수 있다면, 어쩌면 우리를 건강하고 행복하게 만들어주는 최고의 선물이 바로 커피일 것입니다.

이렇게 '마시면' ——— 위장이 망가진다 ———

입맛 없을 때, 물이나 국에 밥을 말아 후루룩 넘기기 좋게 먹는 경우가 있으시지요? 쉽게 삼킬 수는 있겠지만 이는 소화를 방해하는 일입니다. 입안에서 침과 음식물을 잘 섞고 잘게 부수는 단계가 있어야 하는데, 음식물이 빠르게 식도로 넘어가면서 이 모든 과정이 생략되니 소화장애가 생길 수밖에 없는 것입니다. 그뿐만 아니라 위 속에 있는 소화액이 물에 희석돼 두 번째 단계인 위에서의 소화 능력도 방해받습니다.

속이 조금 불편하거나 과음한 다음 날에 일부러 구토를 하는 것도 마찬가지입니다. 상식적으로 생각해도 구토를 하는 행위는 건강한 행동이 아니죠. 더 정확히 말하면 이는 위에 치명적입니다. 알코올을 토해내고 나면 일시적으로 위가 편하게 느껴지고 술도 빨리 깬다고 느끼지만, 보호막이 없는 식도는 위산으로 범벅이 될 수밖에 없습니다. 이러한 행동이 반복될 경우에는 위와 식도 사이에 있는 괄약근이 느슨해져서 위산이 쉽게 역류하고,

역류성 식도염의 원인이 됩니다.

탄산음료도 마찬가지입니다. 속이 더부룩하거나 얹힌 느낌이 들 때 탄산음료를 쭉 들이키면 뚫린다고 생각하지만 오산입니다. 물론 탄산음료가 위에 있는 음식물을 배출하는 데 도움을 주긴 하지만, 아주 일시적인 효과일 뿐입니다. 소화가 안 될 때마다 탄산음료를 자주 마시면 오히려 소화장애를 유발할 뿐만 아니라 구토와 마찬가지로 식도와 위 사이의 괄약근을 약하게 만들어 역류성 식도염의 원인이 됩니다. 더군다나 탄산음료는 칼슘의 흡수를 방해하고, 배출도 증가시키기 때문에 최대한 멀리하는 것이 바람직합니다.

속이 쓰릴 때 우유를 찾는 행동도 잘못된 것입니다. 우유가 쓰린 속을 중화시켜줄 거 같지만, 사실은 우유 속에 있는 칼슘 성분이 위산 분비를 증가시키기 때문이지요. 우유에 들어 있는 단백질이 위산과 만날 경우 덩어리가 됩니다. 위는 이 덩어리를 소화하기 위해 더 많은 위산을 분비해야 합니다. 즉, 속 쓰림이 진정되는 듯 보여도 더 큰 속 쓰림이 기다리고 있는 것입니다.

이렇듯 우리가 무심코 마시고 먹는 주변의 식음료들은 잘 먹으면 이롭지만 잘못 먹으면 독이 되는 것이 많습니다. 영양소가 가진 주요 특성을 이해하고, 제대로 알고 먹었을 때 우리 몸에 도움이 된다는 사실을 잊지 말아야 합니다.

13

병을 막는 지원군
영양제

홍삼진액이나 여타 건강즙, 또는 종합비타민제 같은 영양제 하나쯤은 다들 드시고 계실 겁니다. 일단 몸에 좋다니까, 또 몸이 예전 같지 않아서 등의 이유 때문일 텐데요. TV만 틀어도 뭐가 좋다, 뭐가 좋다, 정말 몸에 좋다는 건강식품은 넘쳐나고 저걸 지금 사서 먹어야 내가 건강해질 것만 같은 느낌이 들 지경입니다.

그런데 정말 그 많은 영양제며 건강식품들이 필요한 걸까요? 또는 이것저것 다 먹어도 괜찮은 걸까요? 무엇보다 이런 것들이 정말로 내 건강을 향상시켜주고 있는 게 맞을까요?

영양제와 건강식품을 꼭 먹어야 하는지부터 뭐부터 먹어야 하는지, 왜 먹어야 하는지, 어떻게 먹어야 하는지 등을 한번 시원하게 알려드리고 정리해보겠습니다.

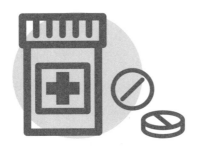

'현대판 영양실조'로부터 ——
내 몸을 지키는 법 ——

거대영양소는 평소에 충분히 섭취할 수 있지만, 거대영양소를 빠르게 에너지로 바꿔 활력을 만들어주는 조수 역할의 미세영양소는 평소 식사로는 부족합니다. '현대판 영양실조'라고 이야기해도 과언이 아닌데요. 과거의 영양실조는 먹을 게 없어 살이 빠지는 형태였다면, 현대의 영양실조는 살은 찌는데 에너지가 나오지 않는 형태입니다. 그래서 거대영양소는 풍부한데, 미세영양소가 부족해 밸런스가 깨져서 생기는 피로 현상이 흔하게 나타납니다.

　잘 먹고 많이 먹는데 왜 이런 현상이 벌어질까요? 전 세계적인 토양 오염 때문입니다. 불과 50~60년 사이에 굉장히 많은 채소와 과일에 영양소 문제가 생겨났습니다. 영양소가 충분한 토양에서 천천히 자라나 풍부한 영양소를 함유한 채소를 먹던 시절엔 군이 영양제가 필요하지 않았습니다. 하지만 대규모 작물 재배가 일상화되고, 전통적인 방식의 농사기법이 사라지며, 채소의 성장 속도만을 빠르게 재촉하자 채소 내 미세영양소가 점차 부족해지기 시작했습니다.

1970년대 초에 이미 미국 농무성은 이러한 사실을 인정했습니다. 미국인 중 대부분이 칼로리는 풍부하게 공급받고 있는 반면에 미세영양소는 턱없이 부족하다는 사실을 발표한 것입니다. 일본도 마찬가지입니다. 이미 1990년대에 들어설 무렵, 일본 과학기술청은 50년대, 70년대, 90년대로 20년씩 넘어가면서 채소들의 주요 성분이 미세하게 변화했다는 사실을 발견했습니다. 예를 들어, 50년대에 생산된 시금치에 비해 70~90년대에 생산된 시금치의 철분과 비타민 함량이 크게 떨어졌던 것입니다. 50년대의 시금치 1단에 들어 있던 철분과 비타민을 먹으려면 90년대에는 무려 19단을 먹어야 충족할 수 있습니다. 같은 예로, 캐나다에서 50년대에는 복숭아 2개로 섭취할 수 있는 베타카로틴과 비타민의 양을 2000년대에 섭취하기 위해서는 52개를 먹어야 한다는 자료를 발표했습니다.

최근 진화된 재배 공법을 통해 싱싱하고 품질이 우수한 채소가 재배되고 있지만 그 안에 들어 있는 미세영양소 수치는 현저히 줄어들어 있습니다. 유기농 채소를 먹는 것도 분명히 도움되는 일이겠지만 음식을 통해 충분히 영양소를 섭취하기 어렵다면 영양제를 통해 미세영양소를 보충하는 것도 세포를 더 건강하고 활력 있게 활성화시키는 방법입니다.

많아도 너무 많은 영양제, ——————
이것부터 먹어라 ——————

영양제도 필수과목과 선택과목이 있습니. 바로 필수영양소와 선택영양소인데요. 필수과목이 꼭 들어야 하는 과목인 것처럼 필수영양소도 반드시 먹어야 하는 영양소고, 선택영양소는 먹으면 좋지만 굳이 안 먹어도 되는 영양소입니다.

첫 번째 필수영양소는 비타민 미네랄입니다. 쉽게 종합 비타민을 통해 섭취할 수 있죠. 비타민 미네랄은 없으면 세포가 기능을 못 하기 때문에 반드시 섭취해야 합니다. 두 번째 필수영양소는 오메가3지방산입니다. 앞서 설명했듯이 오메가3지방산의 경우 음식으로도 섭취가 가능하지만, 생선을 꾸준하게 매일매일 한 토막씩 먹는다든가, 들기름을 하루에 두 스푼 이상씩 먹는 게 말처럼 쉬운 일은 아닙니다. 오메가3지방산이 부족해지면 세포막이 단단해집니다. 세포막이 단단해지면 다른 영양소를 흡수하지 못하고 세포 기능이 떨어지게 됩니다. 이때 오메가3지방산과 같은 불포화지방산은 세포막을 부드럽게 만들어주고 무엇보다 미세염증을 줄여주는 데 굉장히 중요한 역할을 합니다.

다음은 비타민D입니다. 종합비타민제에 들어 있을 수도 있지만, 따로 비타민D를 챙기는 것을 추천합니다. 최소한 1000~2000IU 이상 먹기를 권장합니다. 비타민C는 조금 특별합니다. 항산화비타민이면서 고용량으로 섭취했을 때는 또 다른 역할도 합니다. 하루에 500~1000mg 정도를 종합비타민제 외에 추가로 먹는 것이 좋습니다.

마지막은 유산균입니다. 과거에는 필수영양소라고 이야기하지 않았지만 최근 장내 세균에 대한 연구가 이루어지면서 각광받고 있습니다. 이제는 내 유전자만 좋으면 되는 것이 아니라 내 몸속에 살고 있는 미생물이 갖고 있는 유전자 정보도 함께 좋아야 합니다. 내 몸속에 살고 있는 미생물이 건강해야 나도 건강할 수 있다는 사실을 기억할 필요가 있습니다.

여기에 코엔자임 큐텐을 추가하면 좋습니다. 코엔자임 큐텐은 에너지를 만들고 세포대사를 돕는 물질입니다. 코엔자임 큐텐은 우리 몸에서 만들어지긴 하지만, 40대 이상부터는 몸에서 만들어내는 양이 급격히 떨어지기 때문에 그때부터는 하루에 50mg씩 섭취해주는 것을 권장합니다.

그러면 선택영양소에는 뭐가 있을까요? 홍삼, 식이섬유제, 폴리코사놀 같은 혈액순환 보조제, 글루코사민 같은 관절 보조제 등이 있습니다. 이는 질환이 있는 환자나 개인의 특성에 맞게 선택하면 됩니다. 선택영양소는 말 그대로 누구나 먹어야 하는 것과는 다른 개념입니다. 필수가 채워지고, 거기에 여유가 있을 때 추가하는 방식이 좋습니다.

일일권장섭취량의 함정, 성분이 겹치는데 괜찮을까?

영양제를 여러 가지 먹다 보면 종합영양제에 들어 있는 성분과 따로 먹고 있는 마그네슘, 비타민B 등이 겹치는 경우가 있을 겁니다. 이거 괜찮을까요? 사실 이렇게 영양소가 겹치는 경우에 대해 많은 사람들이 궁금해합니다.

보통 알고 계신 것이 아마 '일일권장섭취량(RDA)'일 텐데요. 섭취권장량에 크게 매몰돼 있다 보니 섭취권장량을 넘어가면 문제가 있다고 여기는 경우가 많습니다. 하지만, 사실 이 권장량을 결정한 영양학자들의 소견은 '최소한' 이 정도는 먹어야 결핍증이 생기지 않는다는 표현일 뿐입니다. 쉽게 말해 결핍이 생기지 않는 최소량이라는 말입니다.

세포 기능이 최적화되는 권장량은 따로 있습니다. 바로 '적정 섭취량(ODA)'입니다. 그래서 RDA와 ODA는 영양소 용량에 굉장한 차이가 있습니다. 예를 들어 비타민 B1의 RDA는 약 1mg으로 되어 있지만 ODA는 약 50~100mg입니다. 비타민 B1은 그만큼 많이 먹어도 문제가 없고 오히려 세포 기능을 적절하게 유지시키는 데 도움이 되는 용량이라는 말입니다. 다른 영양소들도 대부분이 ODA가 RDA보다 10~20배나 많습니다. 그만큼 RDA를 넘어서더라도 ODA에 안에만 있다면 오히려 건강에 더 도움이 됩니다. 비타민C의 경우도 하루에 100mg 정도를 권장합니

영양소	권장 섭취량(RDA)	최적 섭취량(ODA)
비타민B1(티아민)	1.0~1.4mg	50~100mg
비타민B2(리보플라민)	1.2~1.5mg	15~50mg
비타민B3(니아신)	14~16mg	15~50mg
비타민B5(판토텐산)	5mg	50~100mg
비타민B6(피리독신)	1.4~1.5mg	50~100mg
비타민B7(비오틴)	30mcg	400~800mcg
비타민B9(엽산)	250mcg	400~800mcg
비타민B12(시아노코발라민)	2.4mcg	200~400mcg
비타민C(아스코르브산)	100mg	1000~3000mg
비타민D	200~400IU	1000~2000IU

〈각 영양소에 대한 RDA와 ODA〉

다. 그러나 ODA는 1,000mg 이상입니다.

또 비타민D의 경우도 마찬가지입니다. 앞선 설명처럼 우리나라의 경우에는 지리적, 사회적 특성에 따라 햇볕을 쬘 수 있는 시간이 그리 많지 않습니다. 따라서 종합영양제에 비타민D가 있더라도 별도로 보충하면 좋습니다.

물론 꼭 알아두고 주의할 점이 있습니다. 지용성 비타민, 비타민 A, D, E의 경우는 너무 많이 섭취할 경우에 문제가 생길 수 있습니다. 비타민 D는 워낙 부족하기 때문에 섭취해도 괜찮지만, 비타민 E와 A는 종합비타민을 먹고 있다면 추가로 먹을 필요는 없습니다. 또한 영양제 섭취권고량은 언제나 질병이 없는 건강한 사람들을 대상으로 연구된 자료들에 근거한 것이므로, 특정 질병이 있는 사람들, 특히 신장 기능이 안 좋거나 간이 나쁜 경우에는 반드시 의사와 상의해서 복용하는 것이 좋습니다. 또한 평소 식습관도 함께 고려해 복용해야 합니다.

먹는 약도 많은데, 영양제까지 먹어야 할까?

나이를 먹다 보면 점차 따로 챙겨 먹어야 할 것들이 늘어납니다.

그것이 영양제가 될 수도 있고, 또는 약일 수 있습니다. 그런데 많은 사람들이 영양제를 먹으면서 '약을 먹는다'고 표현하는데요. 이건 영양제가 알약처럼 생겨서 나오는 오해입니다. 영양제와 약은 전혀 다릅니다. 성분뿐 아니라 작용하는 방식도 완전히 다릅니다. 진료를 하다 보면, 영양제를 먹으면서 약을 먹는다고 말하는 환자들을 종종 만납니다. 심지어 TV 예능프로그램에 출연하는 연예인들도 약과 영양제를 섞어서 말하는 것을 보고 쓴웃음이 나오더군요.

결론부터 이야기하자면, 영양제를 열심히 챙겨 먹는 사람들은 나이 들어서 약을 적게 먹게 됩니다. 영양소는 원래 몸에서 정상적으로 존재하면서 세포들의 활발한 기능을 도와주는 꼭 필요한 천연물질입니다. 그리고 영양보조제는 이러한 영양소들을 모두 음식으로 섭취하기 어려운 경우 보충해주기 위해서 만들어진 것입니다.

하지만 약은 정상적인 사람의 몸에 필요한 성분이 절대 아닙니다. 질병을 치료하기 위해서 어쩔 수 없이 먹어야만 하는, 인위적으로 만들어낸 화학 성분입니다. 그러므로 약은, 당연히 안 먹고 사는 것이 가장 좋지만 나이가 들어가면서 생기는 성인병들 때문에 어쩔 수 없이 복용하는 것뿐입니다. 그것도 꾸준하게 장기적으로 먹어야 하는 경우가 많습니다. 가장 흔한 예가 고혈압이지요. 고혈압을 치료하지 않고 그대로 두면 우리 몸의 모든 혈관이 점차 망가지기 때문에 고혈압 약을 꾸준히 복용하며 혈압을 유지해야 합니다.

특히 고혈압은 당장 나타나는 증상도, 통증도 거의 없고 불편한 것을 잘 모르고 지냅니다. 그럼에도 꾸준히 약을 먹어야 하는 이유는 혈관 질환을 예방하기 위해서지요. 나이가 들면 혈당이 올라가는 당뇨, 콜레스테롤 수치가 올라가는 고지혈증 등 모두 약을 꾸준히 먹어야 하는 질병들입니다. 이렇게 나이 든다는 것은 필연적으로 우리를 여러 가지 약을 먹게 만드는 상황으로 이끌어갑니다.

보건복지부 통계에 따르면, 우리나라 노인 10명 중 6명이 만성질환을 3개 이상 앓고 있고, 먹고 있는 약은 하루 평균 5.3개에 이릅니다. 이렇게 약을 하루에 여러 개 먹는 환자들이 가장 많이 하는 질문이 있습니다.

"혈압약, 당뇨약을 먹고 있는데, 여기에 또 영양제를 먹어도 되는 건가요?"

약을 먹는 것도 부담스러운데, 영양제까지 먹으려면 먹을 것이 너무 많아지고 귀찮습니다. 물론 영양제를 먹으면 안 되는 환자들도 있습니다. 신장 기능이 나쁘거나 간 상태가 나쁜 사람은 영양제가 신장과 간에 부담을 줄 수 있기 때문입니다. 하지만 그런 문제가 없는 한, 당연히 아니 더 열심히 영양제를 먹는 것이 좋습니다. 영양제를 통해 필수영양소를 충분히 공급받게 되면, 세포가 정상적인 기능을 할 수 있기 때문입니다. 고혈압, 당뇨와 같은 질환의 합병증을 예방하는 데도 도움이 되고요.

환자들이 영양제를
더 열심히 먹어야 하는 이유

고혈압, 당뇨, 고지혈증, 흡연이 혈관 질환의 위험인자라는 사실은 이미 충분히 알려져 있습니다. 이 4가지 요인 중 몇 가지를 가지고 있느냐에 따라 혈관 질환의 발병이 어떻게 달라지는지를 실험한 연구들이 매우 많습니다. 4가지 요인을 다 가지고 있으면 당연히 문제는 더 심각할 것입니다. 그런데 2003년 〈미국의사협회저널〉에 아주 재미있는 연구 논문이 실렸습니다. 기존과 연구 방향을 조금 바꾼 내용이었죠. 위험인자를 많이 가지고 있는 사람이 더 혈관 질환에 잘 걸리는지를 보는 기존의 연구 방법과는 반대로, 이미 혈관 질환을 가지고 있는 사람들 중 이 4가지 위험인자를 몇 개나 가지고 있는지를 본 것입니다.

결과는 충격적이었습니다. 심장혈관이 막혀서 병원을 찾은 약 8만 명의 환자들을 대상으로 조사해본 결과, 4가지 위험인자 중

단 하나도 가지고 있지 않은 경우가 약 20%에 달했습니다. 즉, 심장혈관이 막힌 사람 5명 중 1명은 고혈압, 당뇨, 고지혈증이 없으면서 흡연도 하지 않는 정말 건강해 보이는 사람들이었다는 것입니다. 더 충격적인 것은 위험인자 1개만을 가지고 있는 경우도 약 40%였습니다. 이 수치를 합쳐보면 약 60%가 위험인자가 없거나 겨우 1개만을 가지고 있다는 결론에 도달합니다. 즉, 4가지 위험인자를 관리하는 게 매우 중요하지만, 4가지 위험인자가 없어도 혈관 질환에 걸릴 수 있다는 말입니다.

이 결과는 의학계에 큰 시사점을 안겨주었습니다. 혈관을 망가뜨리는 4가지 주범 이외에도 더 많은 공범들이 존재한다는 사실입니다. 그 공범들이 바로 앞에서 이야기했던 활성산소, 호모시스테인, 미세염증 같은 것들입니다. 그리고 공범들을 막아주는 것은 약이 아니고, 영양소들입니다. 이쯤 되면 고혈압, 당뇨, 고지혈증을 가지고 있고 약을 먹고 있는 사람이라면, 항산화제와 오메가3지방산, 그리고 비타민B군을 더 열심히 섭취하고 있어야만합니다.

특히 혈관 질환 환자들에게 영양제가 도움이 되는 이유는, 약에 의해 영양분 흡수나 합성이 방해받기 때문입니다. 미국의 가장 신뢰받는 약사로 알려진 국민약사 수지 코헨(Suzy Cohen)은 베스트셀러《드럭 머거(Drug Murgur)》에서, 우리가 먹고 있는 약이 얼마나 우리 몸의 영양소를 빼앗고 있는지 아주 자세하게 설명합니다. 책의 제목만 봐도 약물(drug)과 강도(murgur)라는 단어를 사용할 만큼 약을 영양소를 빼앗아가는 노상강도로 표현하고 있습니다. 도대체 얼마나 많은 영양소들이 약에 의해서 희생되고 있는 것일까요?

가장 대표적인 혈압약 중에 '이뇨제'가 있습니다. 이뇨제를 장기 복용하는 사람들의 98%가 비타민B1 결핍이 있다는 사실을 캐나다 오타와병원 연구팀에서 밝혀냈습니다. 이뇨제에 의해 소변의 양이 늘어나 수용성 비타민B1이 함께 빠져나가기 쉽기 때문입니다. 또 미국 미시건대 연구팀은 메트포르민(metformin)이라는 약을 먹고 있는 대부분의 당뇨병 환자의 약 30%에서 비타민B12의 양이 14~30% 감소되었다는 것을 알아냈으며, 미국 예일대 연구팀도 고지혈증 약으로 많이 사용되는 스타틴(Statin) 계열의 약물을 오래 복용한 환자들에게서 코엔자임 큐텐이 16~54% 정도 감소되었다는 것을 밝혀내기도 했습니다.

이러한 방식으로 우리가 흔하게 접하고 있는 약물에 의해 몸속의 필수적인 영양소는 줄어들고 있습니다. 물론 질병 치료를 위한 약물을 끊을 수는 없습니다. 따라서 약을 복용하는 한편, 영양소를 보충해줄 수 있는 방법을 찾아야 합니다. 만성 질환에 의한 장기적인 약물 복용이 필요할 때는 전문가와 상의해서 함께 복용해야 할 영양소를 추천받는 것도 좋습니다. 꾸준한 영양소 섭취를 통해 만성 질환에 의한 합병증 예방뿐 아니라, 약물 복용에 의한 영양소 부족도 해결할 수 있도록 노력하세요.

요즘 뜨는 영양제,
크릴오일과 오메가3지방산 ————

오메가3지방산을 섭취하고 나면 비린내가 나서 먹기가 힘들다고 호소하는 분들이 종종 있습니다. 오메가3지방산은 생선 기름이기 때문에 트림을 하면 비린내가 올라올 수 있는 것입니다. 이를 조금이라도 줄이기 위해서는, 밥을 먹고 나서 바로 복용하고 또는 식사 중에 먹어도 무방합니다. 빈속에 먹는 것을 피하는 것도 방법인데, 이런 방법으로도 역한 느낌을 받는다면, 동물성 오메가3지방산보다는 식물성 오메가3지방산으로 바꿔서 섭취하는 것이 좋습니다.

　오메가3지방산은 보통 2,000mg 복용할 것을 권합니다. 그런데 이 용량이 오메가3지방산 전체 함량을 말하는 것인지, 그 안에 들어 있는 EPA, DHA 함량을 의미하는 것인지 좀 헷갈립니다. 이때 함량을 보면 정확히 알 수 있죠. 건강기능식품들을 자세히 살펴보면 EPA, DHA 용량이 몇 mg인지 표기되어 있습니다. 이 둘을 합쳤을 때 최소 하루 500mg 이상 먹는 게 도움이 되고. 많게는 2,000~3,000mg까지 괜찮습니다. 개인적으로는 1,000mg 이상 먹는 것이 좋다고 봅니다.

오메가3지방산이 생선 기름이다 보니 콜레스테롤이 높은 사람들이 걱정을 하기도 합니다. 그런데 콜레스테롤 혈액검사를 하면 좋은 콜레스테롤, 나쁜 콜레스테롤, 중성지방 수치가 나옵니다. 나쁜 콜레스테롤이 너무 높아도 안 좋고, 중성지방이 높아도 좋지 않습니다. 그런데 오메가3지방산은 이 중성지방을 낮춰주고 좋은 콜레스테롤 수치를 높여주는 기능을 합니다. 따라서 콜레스테롤 수치가 전체적으로 좋지 않은 사람들, 이를테면 이상지질혈증이 있는 분들에게 오메가3지방산은 특히 효과적이며 약과 함께 복용해도 전혀 문제가 안 됩니다.

최근 '크릴오일'에 관심이 커지면서 그에 관한 궁금증이 높아졌습니다. 크릴오일을 먹으면서 오메가3지방산을 또 먹어야 하는지 말입니다. 물론 크릴오일은 좋은 기름입니다. 그러나 '건강식품'과 '건강기능식품'의 차이를 알아야 합니다. 건강기능식품은 식약처에서 어느 정도 성분에 대한 효과가 증명이 되어 허가를 받은 것으로, 오메가3지방산은 건강기능식품입니다. 하지만 크릴오일은 건강기능식품은 아닙니다. 건강식품입니다. 건강식품은 몸에 좋다는 영양소를 먹기 좋게 만들어서 파는 것이라고 이해하시면 될 것 같습니다. 검증 데이터가 있느냐 없느냐의 차이도 있고, 인증 마크도 다릅니다.

물론 크릴오일이 건강식품이라서 오메가3지방산에 비해 나쁘다는 말이 아닙니다. 오메가3지방산만큼이나 충분히 좋은 성분이 함유되어 있는 건 맞습니다. 단지 건강기능식품처럼 정확하게 성분 함량에 대한 확인이 어려울 수 있다는 것이 차이점이라는 말입니다. 판매처의 홈페이지에 가면 써 있기도 하지만 건강기능식품처럼 확실하게 검증된 것인지는 확신할 수 없습니다. 일반적으로 이런 부분들이 찝찝할 경우에는 오메가3지방산을 먹는 게 낫고, 그래도 인지질이 함유되어 있는 크릴오일을 먹고자 하면 섭취해도 괜찮습니다. 이 안에도 EPA, DHA가 들어 있기 때문입니다. 용량에 대한 것만 정확히 알 수 없는 것뿐입니다. 결론적으로 두 가지를 함께 먹을 필요는 없습니다.

덧붙여, 아스피린과 오메가3지방산은 함께 먹어도 될까요? 일부 항응고제는 오메가3지방산 고용량을 함께 복용하면 출혈에 대한 위험증이 증가될 수 있다고 알려져 있습니다. 다만 아스피린은 아주 약하게 혈소판 응집을 방해하는 정도의 약이기 때문에 오메가3지방산 고용량은 피하되, 낮은 용량으로 해서 같이 먹는 건 특별한 문제는 안 될 것 같습니다만, 무엇보다 담당 의사와 상의하여 결정하는 것이 가장 현명한 방법이라고 생각합니다.

14

잠과 운동

우리 삶은 '잠'과 긴밀하고도 강력하게 얽혀 있습니다. 우리는 매일 일정 시간 수면을 취해야만 정상적인 활동을 할 수 있고, 정상적으로 사고할 수 있습니다. 나아가 잠을 잘 자고 적당히 잘 수 있어야 삶을 제대로 영위할 수 있습니다.

'잠'에 '삶'까지 들먹이는 건 너무 많이 간 얘기라고요? 글쎄요. 잠을 너무 많이 자면 수명이 단축된다는 것을 아십니까? 또 너무 부족한 경우에는 뼈 건강을 해친다는 연구 결과도 있죠. 잠을 잘 자거나 못 자는 것, 너무 많이 자거나 적게 자는 것은 우리 건강에 직접적으로 영향을 미칩니다. 멀리 생각할 것도 없이, 당장 어젯밤 잠을 설쳤다면 지금 몸이 뻐근하고 매우 피곤하실 겁니다.

하지만 잠이라는 것이 원하는 대로 자거나 깨는 것이 어렵습니다. 자고 싶을 때 잠이 스르르 오면 좋겠지만 그렇지 않은 경우도 많고요. 그래서 잘 자고 활력 있게 움직이는 삶을 위한 몇 가지를 정리해보았습니다.

충분히 잠을 잤는데도 ——— 피곤한 이유 ———

아침에 눈을 떴는데, 잔 것 같지 않고 피곤한 경우가 종종 있으시지요? 잠을 자기 전보다 오히려 더 피곤하게 느껴지기도 합니다. 잠을 잤으면 피곤이 풀려야 맞는데 왜 그럴까요? 이 이유를 알기 위해서는 수면의 단계를 알아야 합니다. 수면의 단계는 크게 '렘수면'과 '비렘수면'으로 나누어집니다. 렘수면은 굉장히 얕은 잠입니다. 말 그대로 눈동자가 빨리 움직이는 순간, REM(Rapis Eye Movement)입니다. 비렘수면으로 넘어가면 잠이 깊어지기 시작합니다. 렘수면이 가장 낮은 단계고, 비렘수면으로 들어가면 단계에 따라 1~4단계까지 수면의 깊이가 나뉩니다.

잠이 들면 렘수면으로 시작해서 비렘수면의 1~4단계까지 내려갔다가 다시 쭉 올라와 렘수면이 됩니다. 이것이 하나의 주기를 이룹니다. 하나의 주기는 보통은 90분, 길게는 2시간이 되죠.

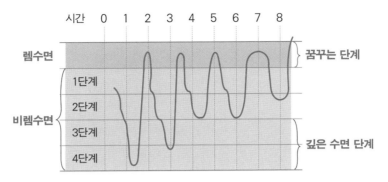

〈일반적으로 나타나는 렘수면과 비렘수면의 패턴〉

이 주기들을 몇 차례 겪으면서 잠을 자게 되는 것입니다. 뒤로 갈수록 3, 4단계가 줄어들고 깊은 잠이 줄어들게 되는데요. 여기서 어떤 순간에 잠을 깨느냐에 따라 피로의 정도가 달라집니다.

얕은 잠일 때 깨면 그다지 피곤하지 않고요. 3, 4단계에 들어갔을 때 잠에서 깨면 깊은 잠에서 깨야 하기 때문에 일어날 때 힘들 수밖에 없습니다. 예를 들면, 출근 시간에 알람을 맞춰놓고 깨야 하는 것이 그런 경우겠죠. 주기에 따라, 언제 깨느냐에 따라, 기상 시 피로도에 차이가 생깁니다. 최근에는 이런 원리를 활용한 앱도 출시되었습니다. 자기만의 수면 단계에 맞춰 가장 얕은 수면에 있을 때 잠을 깨워줌으로써 좀 더 편안하게 일어날 수 있게 도와주는 것입니다.

그런가 하면 길게 잠을 잤는데도 잔 것 같지 않은 때가 있습니다. 3, 4단계까지 못 들어가고 계속 얕은 수면을 유지한 경우가 그렇지요. 가장 대표적인 경우가 바로 '수면 무호흡'인데요. 코골이가 심한 경우 나타납니다. 코콜이가 심하면 기도가 막히기 때문에 자기도 모르게 깊은 잠에 들어가기 어렵습니다. 스스로는 잠을 자는 것 같다고 느끼지만 얕은 잠에서 왔다 갔다 하여 잠이 깰 때가 되었는데도 잔 것 같지 않아 피곤함을 느낍니다. 코골이가 심한 사람이라면, 무호흡증을 의심해보고 반드시 수면다원검사를 받아보아야 합니다. 수면다원검사는 1박 2일 동안 내가 잘 때 몇 번을 깨는지를 그리고, 얼마나 호흡을 멈추는지를 검사합니다.

또 부신 기능이 저하됐을 때 생기는 만성 피로의 가장 큰 특징이 아침에 잠을 깨기 너무 어렵다는 것입니다. 잘 잔 거 같지 않고, 깨고 나서도 몸이 계속 천근만근 무거운 경우가 바로 부신 기능이 떨어져 있어서 그렇습니다. 부신 기능이 약해지면 몸에서 부신호르몬이 잘 나오지 않기 때문에, 몸이 개운하지 못하고 항상 힘든 상태가 됩니다.

그런데 원래 잠이 많아서 아침에 일어나기 힘든 경우와, 부신 기능이 떨어진 상태를 어떻게 구분할 수 있을까요? 깊은 잠에서 깰 때는 누구나 힘듭니다. 하지만 억지로 세수하고 잠을 깨우면 30분 안에 몸이 깨어나는 게 정상입니다. 왜냐하면 잠에서 깰 때

부신에서 호르몬이 나오기 때문이지요. 코르티솔 같은 호르몬이 나오면서 몸이 잠에서 깨고 활력을 찾게끔 되어 있습니다. 30분 안에 이런 것들이 이루어져야 합니다. 그런데 계속해서 잠이 깬 거 같지 않고 몸이 힘들고 처진다면, 부신에서 호르몬이 제대로 분비되지 않는 것이 아닌지 의심해봐야 합니다.

혈관 질환을 불러오는 수면습관

잠을 잘 자야 건강하다는 건 모두가 아는 사실입니다. 하지만 사람마다 수면 패턴은 각기 다릅니다. 일찍 자고 일찍 일어나는 사람이 있고 늦게 자고 늦게 일어나는 사람이 있죠. 또 자고 일어나는 시간이 규칙적인 사람이 있고 불규칙한 사람도 있습니다. 중요한 건 이 수면 패턴에 따라 병에 걸릴 확률도 달라진다는 것입니다. 혈관 질환, 우울증, 나아가 암에 대한 가능성까지 수면 패턴과 관계가 있다는 연구 결과들이 발표되고 있습니다.

　2019년 7월, 국내 세브란스병원 연구팀이 건강검진을 받은 사람 1,984명을 대상으로 수면 패턴을 조사하고 그들의 콜레스테롤과 혈관 상태를 추적했습니다. 그 결과 관상동맥 질환 위험을 높일 수 있는 LDL(Low Density Lipoprotein, 저밀도콜레스테롤) 수치가 아침형 인간의 경우에는 약 115.8, 저녁형 인간의 경우에는 약 125가 나왔습니다. LDL 수치가 높으면 혈관이 막히기 쉬운 상태라는 해석이 가능하죠. 저녁형 인간의 경우 중성지방 수치에서도 아침형 인간의 평균인 105.6보다 높은 124.3이 나왔습니다. 아침형도 저녁형도 아닌 중간형의 경우 아침형과 비슷한 수치가 나왔습니다. 이 말은 수면 패턴의 옳고 그름을 떠나 일찍 자고 일찍 일어나는 습관을 가진 사람들이 그렇지 않은 사람보다 혈관이 건강하다는 것을 의미합니다.

한편 2015년, 인제대 일산백병원에서 우울증 환자들을 대상으로 진행한 연구도 흥미롭습니다. 우울증 환자들의 자살 시도 가능성을 수치화한 건데요. 저녁형 인간이 아침형 인간에 비해 자살을 시도할 확률이 약 2.5배 더 높은 것으로 조사되었습니다. 결국 신체적으로든 심리적으로든, 아침형 수면습관이 우리 건강에 더 좋다는 이야기가 되겠네요.

물론 수면습관을 단숨에 바꾸는 것은 힘든 일입니다. 하지만 조절은 가능합니다. 아침형이든 중간형이든 저녁형이든, 중요한 것은 수면 시간을 규칙적으로 유지하는 것입니다. 주중에 출근하기 때문에 어쩔 수 없이 일찍 일어났다가 주말에 몰아서 자는 식으로 수면 패턴을 무너뜨리면 좋지 않습니다. 주말이든 주중이든 일정한 시간에 일어나고 일정한 시간에 잠드는 것이 가장 중요합니다.

다른 방법으로는 빛 공해를 줄이는 것입니다. 밤이 되면 어두워져서 자연스럽게 잠들 수 있는 상황이 되어야 하는데, 우리 주변에는 너무 많은 빛이 있습니다. 외부에선 네온사인, 내부에서는 형광등, LED, 스마트폰 빛 등으로 눈이 어둠에 적응을 하지 못합니다. 해가 지면 집의 조명도 자연스럽게 어둡게 맞춰두는 것이 수면 패턴에 도움이 됩니다. 그런 다음에 수면 시간을 점차 당기면서 서서히 체질을 개선하는 노력이 필요합니다.

마지막으로, 너무도 당연한 이야기지만 지나치게 늦게 식사하는 것은 금물입니다. 특히 야식을 먹는 일은 저녁형 수면습관이 되기 쉽게 만듭니다. 야식을 먹고 나면 잠이 들기까지 시간이 오래 걸리기 때문에 어쩔 수 없이 늦게 자는 악순환을 불러일으키죠. 최소한 잠자리에 들기 3시간 전에 저녁을 먹고 야식을 끊어야 합니다.

딱 2분 만에 잠드는 방법, ———
해파리 수면법 ———

국내 불면증 환자는 약 50만 명에 달합니다. 꼭 불면증까지는 아니더라도 수면에 문제가 있다고 생각하는 사람이 4명 중 1명이라는 통계도 있죠. 자려고 누웠는데 계속 잠이 오지 않아 뒤척거리며 30분, 1시간 이상 괴로운 상태로 있어본 일이 누구나 한 번쯤은 있을 것입니다. 어쩌다가 아니라 자주 이렇게 잠을 이루지 못하는 사람들에게 필요한 수면법을 하나 소개합니다. 바로 '해파리 수면법'이라는 것입니다. 이 방법은 딱 2분 만에 수면으로 들어갈 수 있게 도와줍니다.

해파리 수면법은 미국 해군 운동심리학자 버드 윈터(Bird Winter)가 개발했습니다. 이 방법을 통해 환경도 좋지 않고, 극한의 스트레스 상황에서 해군들이 숙면을 취할 수 있었다고 합니다. 해파리 수면법은 크게 두 가지 측면으로 나눌 수 있습니다. 하나는 신체적, 다른 하나는 정신적인 측면입니다. 물론 두 가지 측면을 모두 반영해 시도해보는 게 좋습니다.

먼저 신체적인 방법입니다. 일단 누워서 몸에 힘을 빼는 상상을 하세요. 그냥 힘을 뺀다는 느낌 정도가 아니라 완전히 몸의 힘이 빠져서 근육 하나하나가 축 늘어지고 해파리가 되었다고 생각하고 온몸을 중력에 내맡기는 것입니다. 우선 얼굴부터 시작하겠습니다. 얼굴 근육 하나하나, 이마부터 광대뼈, 턱 근육에 힘을 쭉 빼세요. 힘이 빠졌다고 생각이 들면 다음은 어깨 차례입니다. 어깨가 완전히 뒤로 축 처지고 근육이 빠져 해파리처럼 늘어진다고 상상하며 힘을 뺍니다. 그다음 팔, 다리 차례대로 같은 방식으로 힘을 뺍니다.

이때 내 몸이 해파리처럼 늘어진다고 상상합니다. 몸이 침대에 축 늘어지면서 파묻힌다고 느껴봅니다. 그 상태에서 심호흡을 천천히 세 번 정도 합니다. 힘이 쭉 빠진 상태가 되면 머릿속으로 상상을 합니다. 정신적인 방법으로 넘어가는 것입니다. 보통 세 가지 중 하나를 선택합니다. 따뜻한 날 조용한 호숫가 위 카누에 누워, 살살 부는 바람을 맞으며 푸른 하늘을 바라보는 상상입니다. 두 번째는 완전히 깜깜한 밤에 나무 사이 걸쳐 있는 해먹에 누워 밤하늘을 바라보는 상상입니다. 세 번째는 아무것도 생각하지 말자고 스스로를 타이르는 것입니다. '상상하지 말자', '상상하지 말자' 하면서 편안하게 다독입니다.

신체적인 것과 정신적인 것을 동시에 하면 바로 수면으로 들어갈 수 있습니다. 버드 윈터는 이 수면법을 많은 군사들에게 훈련시켰고, 약 6주 동안 반복 훈련을 한 결과 병사들 중 96%가 2분 내에 잠드는 효과를 보았습니다. 현실적으로 모든 사람들이 효과를 볼 수는 없습니다. 힘을 빼는 것이 쉽지 않기 때문입니다. 뇌에서는 힘을 빼라고 해도 몸이 긴장해 있어 어려운 것입니다. 이런 경우에는 다른 방법이 있습니다.

'점진적 근육이완법'이라는 것인데요. 1920년대에 미국의 생리학자 에드먼드 재콥슨(Edmund Jacobson) 박사에 의해 개발된 방법입니다. 점진적 근육이완법은 근육에 힘을 줬다가 빼는 연습을 하는 것입니다. 힘을 빼려고 해도 의식적으로 힘이 들어가는 사람들에게 효과가 있습니다.

손에다 힘을 5초 동안 꽉 줬다가 빼보세요. 그냥 힘을 빼려고 하면 잘 안 되지만 꽉 줬다가 풀면 비교적 쉽게 할 수 있습니다. 이것이 바로 점진적 근육이완법입니다. 해파리 수면법처럼 2분 안에 끝낼 수는 없습니다. 5초 동안 힘을 주고 10초 동안 천천히 풀어야 하기 때문에 10~20분 정도 걸립니다. 하지만 이 연습을 통해 근육에 힘을 뺄 수 있게 되므로 꾸준히 연습하는 것이 좋습니다.

더 상세한 근육이완법을 설명해보겠습니다. 각 단계를 실시할 때 긴장해서 힘을 줄 때는 약 5~8초 동안 그 긴장에 온전히 주의를 기울이고, 그다음 이완을 합니다. 이완은 약 10초 정도 실시하면 됩니다.

1) 꽉 끼는 옷을 풀고 편안하게 누운 상태에서 눈을 감습니다.
2) 다리는 힘을 빼고 발과 발가락을 동시에 약 5~8초간 긴장한 후, 약 10초간 완전하게 이완시킵니다.
3) 발가락을 머리 쪽으로 젖히면서 긴장시킨 후, 이완시킵니다.

4) 다리를 곧게 펴고 무릎은 고정해 무릎 위 다리의 앞부분에 있는 넓적다리 근육을 긴장시킨 후, 다시 이완시킵니다.

5) 발꿈치의 뒤를 밑으로 눌러 긴장시킨 후, 다시 이완시킵니다.

6) 두 무릎을 모아서, 다리 위에 있는 다른 근육 부위들을 긴장시킨 후, 다시 이완시킵니다.

7) 골반 근육을 수축하면서 엉덩이 근육을 함께 모아 힘을 주어 긴장시킨 후, 다시 이완시킵니다.

8) 위가 공이라고 생각하고 그 공을 수축하여 등뼈 쪽으로 당긴다고 상상하면서 위장 근육을 긴장시킨 후, 이완시킵니다.

9) 등을 활 모양으로 부드럽고 천천히 굽히면서 어깨와 엉덩이를 바닥에 대고 가슴을 턱 방향으로 끌어올립니다. 그 후 등 근육을 긴장시키고 다시 이완시킵니다.

10) 아래쪽 등 근육을 바닥에 대고 압박하면서 긴장시킨 후, 다시 이완시킵니다.

11) 어깨를 발 아래쪽으로 구부리면서 팔을 몸 옆구리에 꼭 붙입니다. 그렇게 하면서 팔 뒤쪽의 근육과 가슴을 긴장시킨 후, 다시 이완시킵니다.

12) 어깨를 으쓱하면서 귀 쪽으로 당기고 목과 어깨를 긴장시킨 후, 다시 이완시킵니다.

13) 바닥에 손바닥을 놓고 손을 손목 쪽으로 당겨서 손등이 머

리 쪽으로 향하게 당깁니다. 그렇게 팔뚝 윗부분을 긴장시킨 후, 다시 이완시킵니다.

14) 말의 고삐를 잡아당기는 것처럼 주먹을 꽉 쥐고 어깨 쪽으로 당기면서 주먹, 팔뚝, 이두박근을 긴장시킨 후, 다시 이완시킵니다.

15) 오른쪽 어깨를 보는 것처럼 천천히 머리를 오른쪽으로 돌리면서 목 주위 근육을 긴장시킨 후 이완시킵니다. 왼쪽으로 또 한 번 반복합니다.

16) 머리 위를 바닥에 대고 천장 쪽으로 턱을 쳐들면서 부드럽게 눌러 목과 머리가 만나는 부위를 긴장시킨 후, 이완시킵니다.

17) 눈썹을 치켜뜨고 이마에 주름이 지게 하면서 머리의 앞부분과 이마의 근육들을 긴장시킨 후, 이완시킵니다.

18) 눈을 꼭 감고 눈썹을 압박하면서, 코에 주름살이 지게 합니다. 그렇게 얼굴 근육을 긴장시킨 후, 이완시킵니다.

19) 최대한 입 가장자리를 밑으로 당기고 얼굴을 찡그리면서 턱과 목 주위의 근육을 긴장시킨 후, 이완시킵니다.

20) 아래턱을 물어서 턱근육을 긴장시킨 후, 다시 이완시킵니다.

21) 크게 웃으면서 입을 최대한 크게 벌려 광대뼈 주위의 근육을 긴장시킨 후, 이완시킵니다.

나에게 가장 적당한
운동 강도

운동 이야기를 좀 해보겠습니다. 수면과 함께 우리 삶에 직접적이고 즉각적으로 활력을 제공하는 것이 바로 '운동'입니다. 어디가 안 좋아서 병원에 가면 어디가 아프든 간에 '운동 부족'이 원인이라는 진단을 받는 것도 예삿일이죠.

그렇다고 해서 운동을 지나치게 하면 건강을 해칩니다. 걷기 운동을 2시간 이상 하고 나서 발목인대가 늘어나거나 무릎의 관절염이 악화되는 사람들이 많습니다. 또는 자신의 심폐 기능을 넘어서는 과도한 운동을 하고 나서 호흡곤란이나 가슴 통증을 호소하는 환자들도 있습니다. 사람마다 심폐 기능이 다르고 또 나이가 들어가면서 능력치가 줄어듭니다.

어릴 때부터 운동을 해온 운동선수들은 특별한 심폐 기능을 가지고 있습니다. 이러한 사람들이 가지고 있는 심장을 '스포츠 심장'이라고 부릅니다. 심장의 벽이 더 두껍고 좌심실의 용적이 커져 있습니다. 또 맥박수가 매우 느리죠. 보통 사람들은 1분에 약 70~80회의 심박동을 하지만, 마라톤 선수나 축구선수들은 40~50회 정도로 매우 느립니다. 그 이유는 오랜 운동을 통해 심장이 적응했기 때문입니다. 그래서 급격한 운동을 해도 심박수가 최대치에 이른 후 다시 정상으로 회복되는 속도가 빠릅니다. 반면 어릴 때부터 운동을 해온 운동선수가 아니라면 자신의 심폐 기능을 초과하지 않을 정도의 운동을 해야 합니다.

또 마라톤과 같은 과도한 운동이 오히려 노화를 촉진한다는 주장도 있습니다. 물론 마라톤을 완주한 사람들을 대상으로 조사해본 결과, 과격한 운동이 뼈나 근육의 세포 노화를 일시적으로 중단시켜준다는 반대의 논문도 있습니다. 그런데 확실한 것은 운동 중에 발생하는 활성산소가 노화를 촉진시킬 수 있다는 것입니다. 그중 대표적 물질이 말론디알데하이드(MDA)라는 물질입니다. 이 물질은 세포의 노화를 촉진하는 물질로 잘 알려져 있습니다. 그러므로 항산화음식을 먹으면서 운동하는 것은 노화를 방지하는 매우 중요한 방법입니다.

그렇다면 나에게 적당한 강도의 운동 어떻게 알 수 있을까요? 먼저 내 심폐 기능이 감당할 만큼의 운동의 강도를 확인하는 방법을 알아보겠습니다.

나에게 맞는 운동 강도를 알기 위해서는 심박수를 측정해봐야 합니다. 초시계를 통해 1분간 나의 심박수가 얼마나 되는지 확인합니다. 손목에서 맥박이 뛰는 것을 손으로 느껴보면 쉽게 측정해볼 수 있습니다. 심장박동이 불규칙하지 않다면, 20초 동안 측정한 값에 3을 곱하여 자신의 심박수를 계산해볼 수 있습니다.

안정된 상태에서 1분간 뛰는 나의 심박수를 알았으면 그 수치가 바로 '안정 심박수'입니다.

그다음은 '최대 심박수'에 대한 개념을 이해하고 있어야 합니다. 최대 심박수는 직접 측정하는 것이 아니라, 220에서 자신의 나이를 빼면 나오는 숫자가 최대 심박수입니다. 만일 40세라면 180회가 최대 심박수가 되고, 50세라면 170회가 됩니다.

그다음, 목표 심박수를 정합니다. 목표 심박수를 구하는 공식은 다음과 같습니다.

목표 심박수 = [(　　)% × (최대 심박수 − 안정 심박수)] + 안정 심박수

위의 공식에서 (　) 안에 들어가는 수치는 보통 40~80% 사이에서 결정됩니다. 만일 40%로 계산한 목표 심박수에 맞추어 운동을 한다면 가벼운 운동에 속합니다. 목표 심박수가 80% 이상이면 강한 운동에 속합니다. 이 비율은 사람의 심폐 기능에 따라서, 또 가지고 있는 질병에 따라서 달라지고, 운동의 목적에 따라서도 달라질 수 있습니다.

만일 50세 남성이 평소 안정 심박수가 70회인 경우에 목표 심박수 50%로 운동을 하려면 약 120회 심박수가 될 때까지 운동을 하는 것입니다. 목표 심박수 80%로 운동을 하려면 150회 심박수가 될 수 있는 강한 운동을 해야겠죠.

알아둘 것은, 아무리 건강한 사람이라고 해도 목표 심박수 85% 이상 강도의 운동은 피하는 것이 좋습니다. 또 평소에 운동을 많이 하지 않아서 심폐 기능이 약한 사람은 목표 심박수 50% 정도로 시작해서 점차 늘려가야 합니다. 이러한 기준을 잡아서 유산소운동과 근력운동을 함께 하세요. 그리고 하루에 30~1시간 정도의 운동을 일주일에 3~4번 정도 하는 것으로도 충분히 운동의 이로운 혜택을 받을 수 있습니다.

근육량 늘릴 때, 단백질을 얼마큼 먹어야 할까?

근육량은 어떻게 하면 잘 늘릴 수 있을까요? 근육량을 늘리기 위한 2가지 조건이 있습니다. 하나는 근력운동이고 또 하나는 음식 섭취입니다. 근육량에 대한 근력운동은 여러 가지가 있지만, 하체운동이 가장 유리합니다. 하체에 큰 근육이 많기 때문입니다. 엉덩이와 허벅지의 근육이 전체 근육의 4분의 1을 차지할 정도니까요. 물론 상체운동을 병행해야겠지요.

하체운동의 대표주자 스쿼트를 하루 20개부터 시작해 100개로 서서히 늘려가며 매일매일 해나가세요. 또 쉽게 접근해볼 수 있는 운동으로 계단 오르기가 있습니다. 다만, 내려가는 것은 추천하지 않습니다. 관절에 무리가 갈 수 있기 때문입니다.

이와 함께 단백질을 충분히 섭취해주는 것이 좋은데요. 이 부분에서 많은 사람들이 궁금해하는 점이, 내 근육량을 유지하기 위한 단백질량이 얼마인가 하는 점입니다. 이는 체중에 비례합니다. 예를 들어 70kg이라면 70g이고, 60kg이면 60g입니다.

고기 70g을 먹는다고 생각하면 얼마 안 된다고 생각할 수 있지만, 고기 전체가 모두 단백질 성분은 아닙니다. 그중 30~40% 정도가 단백질이라고 보시면 됩니다. 그렇기 때문에 단백질 70g을 먹어야 된다고 쳤을 때, 고기 섭취를 200g 정도는 해야 합니다. 물론 고기 외의 음식으로도 단백질을 섭취할 수 있습니다. 항상 단백질 섭취에 신경을 쓰면서, 하루에 먹어야 할 단백질량을 채우겠다는 의식을 가져야 합니다.

단백질은 우리 몸으로 들어오면 근육을 늘려주는 것 외에도 많은 역할을 합니다. 단백질은 몸속으로 들어올 때 아미노산으로 분해되어 흡수되고 다시 단백질로 합성됩니다. 이 과정이 장과 간에서 이루어지는데, 이를 통해 면역력을 키워주는 면역세포가 강해져 면역력이 증가합니다. 또 아미노산은 우리 몸속에 들어와 호르몬의 원료로도 쓰입니다.

단백질 섭취는 근육량을 늘리는 것뿐만 아니라 호르몬, 면역력과도 관계가 깊기 때문에 반드시 충분한 양을 섭취해주는 것이 좋습니다.

15

마음이 만들어낸 신비한 방어벽
스트레스

살다 보면 어쩔 수 없이 스트레스를 받게 됩니다. 그리고 우리는 스트레스를 만병의 근원이라고 여기지요. 속이 안 좋아 병원에만 가도 스트레스성 위염이네, 스트레스성 소화불량이네 하는 진단이 의사들의 단골 멘트이기도 합니다. 그런데 먼저 생각해볼 것이 있습니다. 정말 스트레스가 우리 몸을 병들게 하는 걸까요?

우리는 앞서 호르몬에 대해 알아보며 정신적으로 받는 스트레스가 신체에 영향을 줄 수 있다는 것을 알았습니다. 신체가 스트레스를 받을 때, 특정 호르몬을 분비한다는 사실을 통해서 말이죠. 하지만 이 호르몬은 우리가 살아가는 데 꼭 필요한 역할을 하는 것이었습니다.

그렇다면 여기서 한번 다시 알아보고 생각해봐야 하겠습니다. 스트레스는 정말 나쁜 걸까요?

스트레스가 인생에 ——
기운을 불어넣는다 ——

스트레스는 무조건 나쁜 게 아닙니다. 스트레스를 받으면 면역력이 떨어지고, 때문에 여러 병이 생길 수는 있습니다. 스트레스가 폭식을 불러 체중이 늘기도 하고, 또 불면증을 불러오기도 하죠. 그런데 이 이야기들을 완전히 뒤집는 엄청난 논문이 하나 발표됩니다.

2012년, 미국 마켓대학의 아비올라 켈러(Abiola Keller) 박사는 3만 명에게 아래와 같은 두 가지 설문지를 돌렸습니다.

> **Q1. 지난 1년간 스트레스를 얼마나 받았나?**
> ① 거의 안 받았다.
> ② 어느 정도 받았다.
> ③ 많이 받았다.
> ④ 아주 많이 받았다.

Q2. 스트레스가 우리 몸을 나쁘게 만든다고 생각하나?
　　① 별로
　　② 어느 정도
　　③ 굉장히 나쁘게 한다

　　연구팀은 이 두 질문에 대답한 사람들을 7년 이상 추적 관찰했습니다. 그리고 결과는 놀라웠습니다. 사망 위험률이 43%로 가장 높았던 그룹은, 지난 1년간 스트레스를 아주 많이 받았다고 고른 사람 중에서 바로 스트레스가 내 몸을 굉장히 나쁘게 한다는 대답을 고른 그룹(Q1에서 4번, Q2에서 3번)이었습니다. 반면에 사망 위험률이 가장 낮았던 그룹은 지난 1년간 스트레스를 아주 많이 받았다고 고른 사람 중에서도 스트레스가 별로 몸을 나쁘게 만들지 않는다고 고른 그룹이었습니다.(Q1에서 4번, Q2에서 1번)

　　그리고 스트레스가 건강에 해롭지 않다고 믿는 사람들은 스트레스를 얼만큼 받았는지와 상관없이 사망률에 차이가 거의 없었습니다. 반면에 스트레스가 건강에 해롭다고 부정적으로 믿는 그룹의 사망률만 다른 그룹에 비해 월등히 높았습니다. 이 결과는 우리에게 무엇을 말하고 있을까요? 결국 스트레스 자체는 두렵거나 해로운 존재가 아니라는 것입니다. 스트레스를 받더라도 나의 생각, 태도, 마음가짐이 달라지는 순간 그 스트레스는 오히려 나에게 도움으로 다가올 수 있습니다. 스트레스를 어떻게 해석하고 생각하느냐에 따라 건강에 미치는 영향은 이렇게 달라집니다.

왜 스트레스가 무조건 건강에 나쁘다고만 알려졌을까요? 사실 과거의 스트레스 실험은 대부분 동물을 대상으로 이루어졌습니다. 동물실험을 할 때 동물에게 주어지는 스트레스는 현대사회에서 사람들이 받는 스트레스와는 많이 다릅니다. 예를 들어, 토끼에게 스트레스를 줄 때는 맹수 울음소리를 들려주거나 목을 꽉 조여놓았죠. 이것을 사람에게 적용해보면 전쟁 속에 있는 위협감과 거의 비슷한 스트레스라고 합니다. 하지만 실제로 사람이 일상생활에서 받는 스트레스는 이런 것들과는 차원이 다르죠.

또 동물은 깊은 사고를 할 수 있는 능력이 없지만 사람은 상황을 바꿀 수 있는, 즉 새로운 인식을 할 수 있는 능력이 있습니다. 그렇기 때문에 인간은 동물과 다른 영장류인 것이고, 인간에게 있어서 스트레스가 무조건 나쁜 것이라고 볼 수 없는 것입니다.

스트레스를 '푸는 것'과 '잊는 것'의 차이

스트레스 때문에 힘들어하는 환자분들을 만나면 꼭 던지는 질문이 하나 있습니다. 바로 "스트레스를 어떻게 풀고 계세요?"입니다. 다양한 대답이 나옵니다. 술로 푼다, 담배를 피운다, 친구들을 만나 수다를 떤다 등등이 있죠. 자기 나름대로의 방법이 있는 듯이 보입니다.

그런데 생각해볼 것이 있습니다. 과연 이와 같은 방법이 스트레스를 푸는 것일까요? 아니면 잠깐 스트레스를 잊는 것일까요? 물론, 일회성이라면 어느 정도 스트레스가 풀릴 수도 있습니다. 가까운 친구들과 함께 술잔을 기울이며 수다를 나눌 때 스트레스가 사라지기도 합니다. 하지만 그 상황이 종료된 후 다시 스트레스 상황을 떠올렸을 때 그때 감정이 어떤가를 보는 게 중요합니다.

사실 잠깐 잊고 지내는 것만으로는 큰 도움이 안 됩니다. 왜냐하면 그 무거운 감정이 언제든지 다시 생겨날 수 있기 때문이죠. 그렇다면 진정한 의미에서 스트레스를 해소한다는 것은 뭘까요? 바로 이런 식의 생각이 드는 겁니다.

'어려운 상황이고 그로 인한 스트레스 때문에 나는 지금 힘들다. 그렇지만, 다시 생각하니 충분히 있을 수 있는 상황이다. 이게 지나면 나아질 수 있을 것이다. 이 문제로 감정이 크게 나빠지지 않을 것이다.'

이런 생각이 들 때 스트레스가 풀렸다고 볼 수 있습니다. '반추', '성찰'을 통해서 감정이 달라지는 상태입니다. 반추라는 것은 본래 '소가 되새김질을 하는 것'을 뜻합니다. 인간의 반추란 '지나간 일을 다시 한번 되짚어보는 것'입니다. 그리고 이 과정에서 성찰이 일어나면서, 같은 일이 다시 벌어지더라도 그 상황을 다른 각도로 바라볼 수 있고 내 마음이 좀 편해질 수 있다는 마음을 먹게 됩니다.

그렇기 때문에 스트레스를 잊는 것과 푸는 것은 큰 차이가 있습니다. 어떤 분께 "스트레스를 어떻게 풀고 계세요?"라고 물었더니, 그분이 대답하기를 "그냥 집에 일찍 가서 씻고 푹 잡니다."라고 하시더군요. 그러고 나면, 생각이 조금 달라져 있다면서요. 같은 생각을 다시 해봤을 때 '그럴 수도 있겠다' 싶어지기도 하고요. 바로 이것이 반추와 성찰이고, 진정으로 스트레스를 푸는 과정이라고 볼 수 있습니다.

술을 마시면서 스트레스를 풀 경우를 생각해보죠. 그 자리에서 고민을 털어놓고, 공감과 위로가 이뤄진다면 성찰이 가능한, 스트레스를 푸는 시간이 됩니다. 그런데 술을 마시면서 이런 과정이 일어나지 않는다면, 그것은 잠깐 잊는 행위를 한 것에 불과합니다. 스트레스를 잊기 위해 마신 술이 과음으로 연결되어 다음날 숙취로 고통받는다면, 그 스트레스는 더욱 강하게 되살아날 것입니다. 문제에 관한 성찰이 없기 때문입니다.

우리는 저마다 다양한 방식으로 스트레스를 풉니다. 그 과정은 사람마다 다르겠지만 그 과정에 반드시 반추와 성찰이 함께 이뤄지도록 해보십시오. 스트레스를 더욱 건강히, 긍정적으로 관리한다면 한층 질 높은 일상이 될 것입니다.

바른 생각은
몸의 호르몬을 바꾼다

우리 몸은 생각이나 믿음만으로 엄청난 변화가 일어납니다. 위에서 분비되는 공복호르몬, 그렐린(ghrelin)이라는 물질이 있습니다. 그렐린이 많이 나오면 배가 고파집니다. 그리고 그렐린이 줄어들면 포만감이 느껴집니다. 그렐린이 적게 나오면 다이어트에는 도움이 되겠죠.

  밤새도록 공복을 유지하고 아침을 먹지 않은 사람들을 8시에 취합해 그렐린 수치를 측정했습니다. 당연히 그렐린이 높았습니다. 이들을 두 그룹으로 나눠서 각각 다른 밀크셰이크를 나눠주었습니다. 1번 밀크셰이크에는 '지방이 많은 셰이크'에 칼로리를 620이라고 써 붙였습니다. 나머지 2번 밀크셰이크에는 '무지방 셰이크'에 칼로리는 120이라고 써 붙였습니다. 둘 중 하나를 선택해서 먹게 한 후 다시 그렐린 수치를 측정을 해보았습니다. 결과가 어느 정도 예상이 됩니다. 지방이 많은 밀크셰이크를 먹은 사람들은 당연히 배가 부르고 그렐린 수치가 낮았습니다. 반대로 2번 밀크셰이크를 마신 사람들은 그렐린 수치가 많이 안 떨어졌습니다. 실제로 1번 밀크셰이크를 마신 사람들은 그렐린 수치가 3배 이상 더 떨어졌고, 2번 밀크셰이크를 마신 사람들은 3분의 1 정도밖에 안 떨어졌습니다.

그런데 이 실험에는 사실 함정이 있었습니다. 두 셰이크의 성분과 칼로리가 같았습니다. 1번 밀크셰이크를 마신 사람들은 '고지방의 밀크셰이크를 마셨으니 배가 부를 거야.'라고 생각하고 먹었고, 2번 밀크셰이크를 마신 사람들은 '가벼운 밀크셰이크를 마셨으니 배가 안 찰 거야.'라고 생각하고 마신 것입니다. 이처럼 생각의 차이에 따라서 그렐린이 다르게 분비가 되었다는 것이 증명되었습니다.

플라세보 효과가 떠오르실 겁니다. 좋아질 것이라고 믿을 때 실제로 우리 몸이 좋아지는 효과죠. 스트레스가 건강에 미치는 결과도 같은 맥락입니다. 내가 어떤 상태를 긍정적으로 바라보면 상황과 감정뿐만 아니라 몸에도 실제로 좋은 영향을 미친다는 것을 다시 한번 말씀드리고 싶습니다. 좋은 생각과 긍정적인 생각은 건강한 몸과 마음에 가장 중요한 기반이라는 것을 항상 잊지 말아야 하겠습니다.

낙관적인 사람이
혈관 질환에 덜 걸리는 진짜 이유 ———

우리나라 사람들이 가장 많이 사망하는 원인 첫 번째는 암입니다. 두 번째가 뇌혈관 질환이고, 세 번째가 심혈관 질환입니다. 2, 3위는 다 같은 혈관 질환이라고 볼 수 있습니다. 혈관 질환을 예방하기 위해서는 많은 것들을 해야 하는데요. 앞서 설명했듯이 살도 빼야 하고 혈압과 당뇨도 조절해야 합니다. 그런데 이런 육체적인 관리 말고도 더 필요한 것이 있습니다. 바로 낙관적인 성격입니다.

　미국 세인트루크병원의 앨런 로잔스키(Alan Rozanski) 교수 연구팀에서 23만 명을 대상으로 14년간 추적 관찰을 했습니다. 그 결과 낙관적 성격을 가지고 있는 사람들은 그렇지 않은 사람들에 비해 뇌졸중과 심장마비에 걸릴 확률이 무려 35%나 낮았는데요. 이는 몸에 큰 변화가 있을 정도로 큰 수치입니다. 또 뇌졸중뿐 아니라 암, 치매, 당뇨 등에 의해 사망할 확률도 14%나 낮았습니다. 이 결과는 나이에 상관없이 10대부터 90대까지 모든 연령에 걸쳐 동일하게 나타났습니다. 여기서 낙관적인 성격의 기준은 심리척도 설문조사를 통해 정했습니다.

　왜 낙관적인 사람들이 더 건강할 수밖에 없었을까요? 첫째, 낙관적인 사람들은 스스로를 사랑하는 마음이 더 컸습니다. 자기 자신을 사랑하며 건강관리도 더 적극적으로 할 수 있었죠. 반면에 비관적인 사람들은 건강관리를 적극적으로 하지 못했습니다. 두 번째는 외부로부터 들어온 스트레스에 훨씬 유연하게 대처할 수 있었습니다. 세 번째는 낙관적인 사람들은 장수 유전자 '텔로미어(Telomere)'를 보호하는 능력이 더 강했습니다.

낙관적일수록 더 오래 산다는 연구 결과는 또 있습니다. 미국 보스턴의대와 하버드 공중보건대학원 공동연구팀이 7만여 명을 대상으로 10~30년 동안 추적 조사하고 분석한 결과, 낙관적인 사람으로 분류된 그룹이 평균 11~15% 더 오래 살았습니다. 특히 85세까지 장수할 가능성은 비관적인 사람보다 최대 70% 높았다고 합니다. 여기서 잠깐, 이렇게 생각하시는 분들도 계실 겁니다.

'나는 타고난 성격이 낙천적이지 못한데 어떻게 하면 좋을까?'

물론 성격은 완전히 바꿀 수도 없고 바뀌지도 않습니다. 다만 성격은 바꿀 수 없지만 생각은 바꿀 수 있죠. 낙관적인 생각을 갖기 위해 노력해볼 수 있습니다. 스트레스 상황에 대한 나의 생각, 나의 가치관, 그 상황을 바라보는 태도…. 이런 것들을 조금만 변화시키더라도 우리는 긍정적인 삶을 살 수 있습니다. 마음의 변화는 몸으로 바로 나타납니다. 신체적인 것만이 아니라 정신적인 부분도 건강하게 가꿔가는 것이 중요함을 기억하면 좋겠습니다.

우리의 감정은   ——
훼손되고 있다   ——

우리가 직면하는 스트레스 상황에서 감정은 항상 부정적으로 흐르기 쉽습니다. 그렇기 때문에, 아주 당연한 말이지만 긍정적인 가치관을 가지려고 노력해야 합니다. 또 낙관적인 생각을 훈련을 통해 의식적으로 연습하고, 현재의 의미를 찾아나가야 합니다. 하지만 감정을 부정적으로 몰아갈 수 있는 스트레스 상황은 어김없이 찾아오고, 다시 벌어집니다. 마음을 다잡고 평온하려고 노력해도 그런 상황이 닥치면, 흔들리고 화가 납니다. 바로 이런 상황들에 대비하기 위해 평소 나의 몸과 마음을 잘 관리해야 합니다. 그리고 이 관리에는 공부와 연습이 필요합니다.

앞서 살펴본 호르몬을 조절하는 마음, 스트레스로 인해 소실되는 영양소 등 몸과 마음은 결국 하나입니다. 지금 이 글을 읽고 있는 당신의 감정 상태는 어떠십니까? 가장 부정적인 감정을 1점으로, 행복하고 긍정적 상태를 10점으로 생각해보고 점수를 매겨봅시다.

한 가지 질문이 더 있습니다. 지금 당신의 몸 상태는 어떠십니까? 매우 피곤하고 에너지가 완전히 빠진 상태를 1점으로 하고 활력 있고 에너지가 넘치는 상태를 10점으로 하여 몸 상태의 점수도 정해보세요. 그리고 감정 상태와 몸 상태의 점수를 비교해봅시다. 얼마나 차이가 나는지 확인해보세요. 아마도 대부분 큰 차이가 없을 것입니다.

만약 내일 오랜만에 휴가를 떠나는 날이라고 상상해봅시다. 잘 시간이 다 되어도 피곤하지 않을 겁니다. 들뜬 마음에 잠을 많이 못 자더라도 피로감을 덜 느끼겠죠. 반대로 우울해지면 무기력해집니다. 그래서 우울증의 주요 증상 중에 무기력증이 있습니다. 그만큼 사람이라는 동물은 감정에 따라 몸의 상태도 같이 변화합니다. 반대도 마찬가지입니다. 몸이 아프거나 피로해지면 감정 상태도 나빠집니다. 몸이 힘든데 기분이 좋은 사람은 없습니다. 그러다가도 기쁜 소식을 듣거나 했을 때 갑자기 몸이 힘든 것을 못 느끼게 되죠.

물론 예외도 있습니다. 감정 상태는 10에 가까운데, 몸의 상태가 1에 가까운 경우입니다. 반대로 감정 상태는 1에 가까운데 몸 상태가 10인 경우입니다. 정상은 아니죠. 이 경우는 약물에 의한 반응일 수도 있고, 또는 신체적으로 다른 질환이 숨어 있을 수도 있습니다. 가면우울증(masked depression)과 같이 심리 증상은 없이 신체 증상만 나타나는 경우일 수도 있습니다. 다만 이런 예외인 경우가 아니더라도 자신이 감정적으로 스트레스를 받는 것을 모르고 사는 사람들이 꽤 있습니다. 이런 사람들의 경우 감정 훼손에 대한 증상이 몸으로 나타나고 있을 수 있습니다.

심리적 압박과 스트레스를 받으면 우리 몸의 부신에서 코르티솔과 에피네프린 등의 호르몬이 분비되고, 그 영향으로 여러 가지 증상이 나타납니다. 자율신경의 조화가 깨지고, 대사 기능의 변화가 생기면서 주요 영양소의 소모가 일어나 아래와 같은 증상들이 생깁니다.

- 두통
- 근육 뭉침과 근육통
- 역류성 식도염
- 기능성 소화불량
- 설사 변비와 같은 대장 증상
- 감기에 자주 걸림
- 평소에 없던 알레르기가 생김
- 입술 물집이 잘 생김
- 입안이 자주 헒
- 쉬어도 피로가 풀리지 않음

혹시 위 증상 중에서 4가지 이상이 나타나고 있다면 자신도 모르게 감정이 훼손되고 있는 상황이 아닌지 점검할 필요가 있습니다.

몸이 알려주는 신호를 살펴야 합니다. 몸 관리를 잘하기 위해 마음을 들여다보듯이 감정을 관리하기 위해서는 몸에 대한 세심한 관찰이 필요합니다.

스트레스를 받을 때 ——— 빠져나가는 세 가지 영양소 ———

사람마다 영양 상태가 다르고 그에 따라 스트레스반응이 달라질 수 있습니다. 영양소 보충을 통해 스트레스로부터 받는 안 좋은 영향을 줄일 수 있죠. 스트레스에 의한 몸의 반응 중 가장 대표적인 것이 앞에서 살펴봤던 호르몬의 변화입니다. 이 과정에서 유독 빨리 소모되는 영양소들이 있는데, 그중 하나가 마그네슘입니다.

마그네슘은 그 중요성에 비해서 아직 잘 알려져 있지 않은 영양소인데요. 마그네슘은 세포 안에서 일어나고 있는 수백 가지의 화학반응이 원활하게 돌아갈 수 있도록 돕습니다. 웬만한 화학적 세포대사에서 절대 빠져서는 안 될 정도로 중요합니다. 마그네슘의 많은 역할 중 하나는 세포에서 에너지를 만들 때 필수적 역할을 한다는 것입니다. 그리고 근육을 편안하게 이완시켜주는 역할도 합니다.

스트레스를 많이 받으면 마그네슘이 급격히 저하되고 결국 에너지가 떨어지고 근육이 굳습니다. 그래서 스트레스를 받은 날은 더 피로하고 목 뒤 근육이 뻣뻣해지고 어깨가 무거워지는데, 이것이 지속되고 빨리 벗어나지 못하면 근육통과 두통으로 연결되기도 합니다. 따라서 마그네슘이 많이 들어 있는 음식을 자주 챙겨 드셔야 합니다. 마그네슘이 가장 많이 들어 있는 음식은 다시마와 견과류입니다. 이러한 음식들을 잘 챙겨야 현대인들이 쉽게 빠질 수 있는 마그네슘 부족 현상에서 헤어 나올 수 있습니다.

다음으로 스트레스 관리에 필요한 영양소는 역시 오메가3지방산입니다. 제가 누누이 강조했던 영양소입니다. 오메가3지방산은 혈관 건강 이외에서도 진가가 발휘됩니다. 평소 스트레스를 가장 많이 받고 있는 직업군을 대상으로 스트레스호르몬인 코르티솔 수치를 검사한 연구가 있습니다. 역시 스트레스가 높은 상태였습니다. 이들에게 약 6주간 오메가3지방산이 풍부한 식사를 제공했습니다. 그리고 똑같은 일을 하는 상태에서 다시 코르티솔 수치를 측정해보니, 오메가3지방산을 충분히 먹고 나서는 그 수치가 확연하게 감소했습니다. 어떻게 이럴 수 있었을까요? 오메가3지방산과 같은 불포화지방산은 신경세포의 막을 구성하는 데 사용되면서 신경 안정에 도움을 주기 때문입니다. 즉, 신경이 예민한 상태를 덜 예민하게 해주는 효과가 나타난 것이었죠.

오메가3지방산이 가장 많이 들어 있는 음식은 생선입니다. 생선을 많이 먹는 분들이라면 굳이 오메가3지방산 보조제를 따로 먹지 않아도 됩니다. 식물성 오메가3지방산으로는 아마씨와 들깨가 있습니다. 들깨와 들기름에는 오메가3지방산이 풍부하므로 자주 먹는 것이 좋습니다. 들깨 기름을 하루 한 숟가락씩 드시는 분들이 계시는데, 그것도 좋은 방법입니다.

마지막으로 스트레스에 대한 저항력을 길러주는 영양소는 비타민C입니다. 비타민C의 수많은 효능들 중에는 부신의 기능을 지지해주는 것이 있습니다. 부신 기능이 떨어지면 몸과 마음의 에너지는 완전히 빠져나가서 의욕이 떨어지고, 무기력한 상태가 됩니다. 심리적으로도 아주 불안정해져 불안하거나 짜증이 잘 나고, 우울 증상이 나타나기도 합니다. 이러한 상태를 예방하기 위해서는 평소에 부신을 지켜주는 영양소인 비타민C를 충분히 섭취해야 합니다. 많은 영양학자들은 비타민C를 '항스트레스 비타민'이라고도 부를 정도로, 스트레스에 시달리는 모든 사람들이 꼭 챙겨 먹어야 할 영양소라고 강조합니다.

epilogue

천군만마보다 든든한,
세상에 하나뿐인 건강서

많은 사람들이 건강이 가장 중요하다고 말합니다. 특히 한 번이라도 병원 신세를 져본 사람이라면 건강의 중요성을 누구보다 잘 알고 있죠. 하지만 우리의 몸과 마음을 건강하게 다스리며 살아간다는 것은 말처럼 쉽지 않습니다. 무엇을, 어떻게 해야 하는지 정확히 잘 모르기 때문입니다.

혹자는 이렇게 말합니다. '알고는 있는데, 실천을 못한다'고요. 하지만 정확하게 아는 만큼 실천하기는 쉬워집니다. '아는 만큼 보인다'는 말처럼, '아는 만큼 실천하게 되는 것'이지요. 정확한 인지와 학습을 통해 믿음이 생기고, 그 믿음은 실천으로 이어질 수 있습니다. 첫 시작은 정확한 인지를 위해 알아가는 과정을 겪는 것입니다. 이 알아가는 과정에서 이 책은 독자 여러분들께 아주 선명하고 잘 닦인 길이 되어줄 것입니다.

더 많은 사람들이 건강하게 살아갈 수 있도록, 건강한 삶을 실천할 수 있도록, 더 정확하게 '아는 것'에 도움을 줄 수 있기만을 바라며 이 책을 썼습니다. 실천의 첫 발걸음을 인도해주길 바라면서 말이죠. 사실 책 한권에 우리 몸과 건강에 대한 모든 것을 담을 수 없다는 생각에 회의감도 많이 들었습니다. 하지만 우리가 가장 흔히 접하고 자주 경험하게 되는 건강 문제들과 우리 몸이 하나의 시스템으로 어떤 네트워크를 이루고 있는지만 잘 정리해도 건강한 몸으로 가는 첫 발걸음에 충분하다는 믿음으로, 책을 완성하였습니다.

이 책을 한 번 쭉 정독하셨다면, 이제는 곁에 두고 그때그때 필요한 부분을 찾아서 읽어보시길 바랍니다. 또는 좀 더 심도 있게 알아보고 싶은 부분을 펴서, 이 책 밖으로부터 새로 접하게 된 정보들을 메모지에 써 붙여놓으셔도 좋습니다. 현재 몸 상태에서 해당하는 부분에 인덱스를 붙여놓고 숙지해야 할 부분을 강조해놓으셔도 되고요. 세상에 단 하나뿐인 든든한 건강서가 될 것입니다.

이 책을 통해 내 몸을 진심으로 이해하고 항상 살피는 일을 생활화하셨으면 좋겠습니다. 그랬을 때 비로소 잠깐 찾은, 단발성의 건강한 몸이 아닌, 진정한 '이기는 몸'으로 거듭나는 것이지요.

나아가 주변의 사랑하는 사람들에게도 꼭 권해주세요. 모두 함께 건강한 삶으로 나아가길 간절히 바라겠습니다.

자, 이제 시작입니다!

이기는 몸

2020년 5월 15일 초판 1쇄 | 2024년 3월 14일 22쇄 발행

지은이 이동환
펴낸이 박시형, 최세현

책임편집 조아라
마케팅 양근모, 권금숙, 양봉호, 이도경 **온라인홍보팀** 신하은, 현나래, 최혜빈
디지털콘텐츠 최은정 **해외기획** 우정민, 배혜림
경영지원 홍성택, 김현우, 강신우 **제작** 이진영
펴낸곳 (주)쌤앤파커스 **출판신고** 2006년 9월 25일 제406-2006-000210호
주소 서울시 마포구 월드컵북로 396 누리꿈스퀘어 비즈니스타워 18층
전화 02-6712-9800 **팩스** 02-6712-9810 **이메일** info@smpk.kr

ⓒ 이동환 (저작권자와 맺은 특약에 따라 검인을 생략합니다)
ISBN 979-11-6534-107-7(03510)

쌤앤파커스(Sam&Parkers)는 독자 여러분의 책에 관한 아이디어와 원고 투고를 설레는 마음으로 기다리고 있습니다. 책으로 엮기를 원하는 아이디어가 있으신 분은 이메일 book@smpk.kr로 간단한 개요와 취지, 연락처 등을 보내주세요. 머뭇거리지 말고 문을 두드리세요. 길이 열립니다.